CARNIVORE RÉGIME

POUR FEMME PLUS DE 50

Dynamisez, transformez, prospérez et libérez la puissance d'un mode de vie anti-âge grâce à la viande

LISA CARDENAS

Ce livre est une œuvre de fiction. Les noms, personnages, lieux et incidents sont soit le produit de l'imagination de l'auteur, soit utilisés de manière fictive. Toute ressemblance avec des événements, des lieux ou des personnes réels, vivants ou morts, est entièrement fortuite.

TABLE DES MATIÈRES

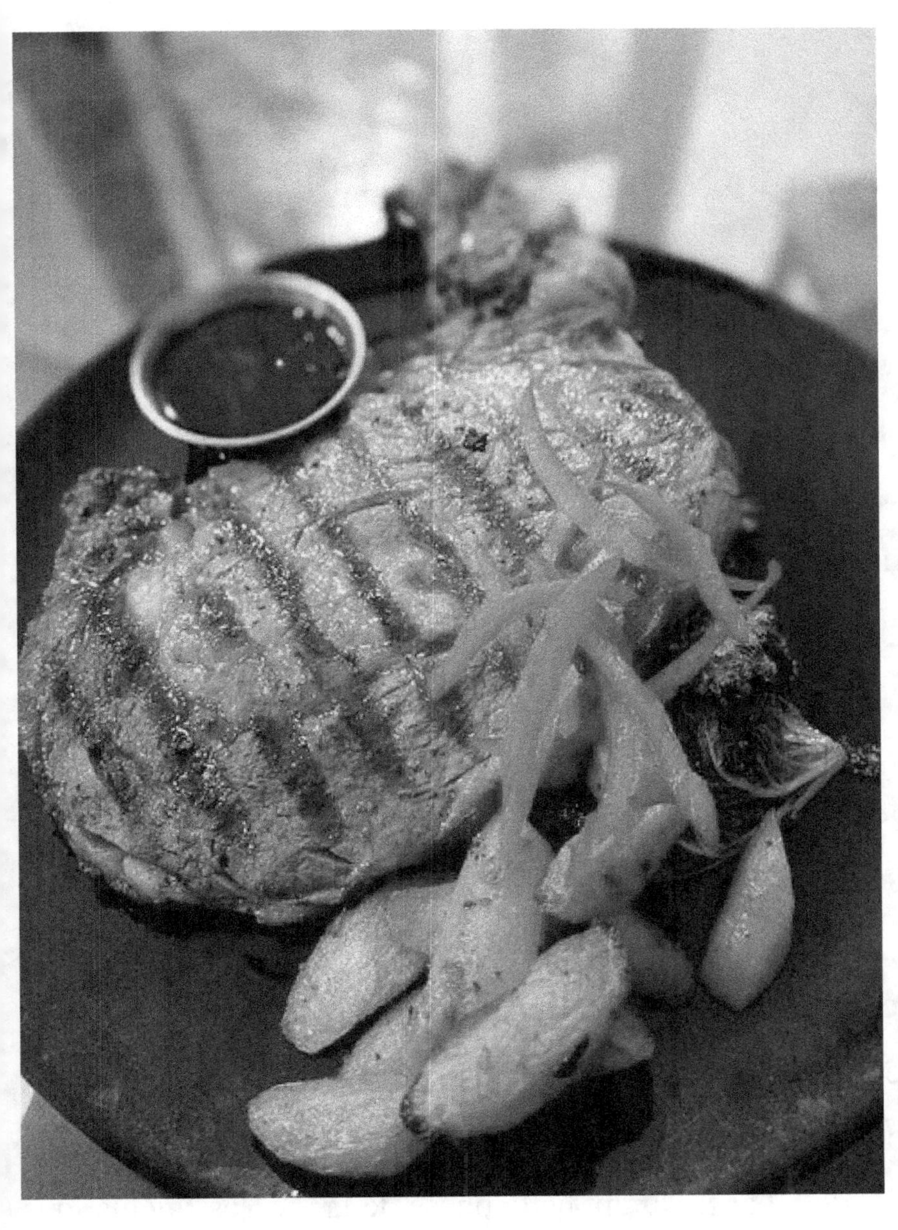

INTRODUCTION

Répondre aux besoins uniques des femmes de plus de 50 ans

Le régime carnivore est une approche intéressante dans le monde en constante évolution des options nutritionnelles. Adapté aux besoins spécifiques des femmes de plus de 50 ans, il peut constituer un moyen efficace de retrouver vigueur et bien-être général. Explorons maintenant les nuances pour répondre aux besoins uniques des femmes de cette tranche d'âge et trouver la meilleure voie vers une résilience et une santé maximales.

Reconnaître le fondamental

Le régime carnivore, qui exclut les aliments d'origine végétale et s'oriente autour des produits d'origine animale, correspond aux besoins nutritionnels de base des femmes de plus de 50 ans. Durant cette phase de la vie, les fluctuations hormonales, les modifications métaboliques et la santé osseuse deviennent des points clés. , il est donc crucial d'élaborer un plan nutritionnel qui non seulement maintient mais améliore également le bien-être général.

Équilibre hormonal

L'équilibre hormonal est l'un des facteurs les plus importants pour les femmes de plus de 50 ans. Le régime carnivore est une option riche en nutriments car il est riche en graisses et en protéines animales. Ces substances sont essentielles à la fabrication des hormones et jouent également un rôle important dans la réduction des effets des fluctuations hormonales qui suivent fréquemment la ménopause. En prenant des décisions alimentaires réfléchies, la méthode Carnivore se transforme en un allié utile pour favoriser l'équilibre hormonal.

Santé des os et densité des nutriments

Le maintien de la santé osseuse devient de plus en plus crucial à mesure que les femmes vieillissent. Le régime carnivore, qui repose principalement sur la viande et les produits organiques, fournit un apport abondant de nutriments essentiels au renforcement de la densité osseuse, notamment le calcium, le phosphore et la vitamine D. Y compris les coupes avec os et les abats riches en nutriments dans le régime devient une précaution calculée contre les problèmes osseux liés à l'âge.

Gérer les changements métaboliques

Les changements métaboliques liés à l'âge sont inévitables, et le régime carnivore les prend de front. Il favorise l'utilisation des graisses et le maintien des muscles en offrant une base riche en protéines et faible en glucides. Avec la tendance des femmes de plus de 50 ans à perdre de la masse musculaire maigre et du taux métabolique, cela devient particulièrement important. Le recours à un régime carnivore peut aider à compenser ces altérations et favoriser un métabolisme plus fort.

Prendre soin de l'intestin pour promouvoir la santé digestive

En tant que régime d'élimination, le régime carnivore peut aider à résoudre les problèmes de santé digestive, qui constituent une préoccupation répandue. De nombreuses femmes de cette tranche d'âge bénéficient d'une meilleure absorption nutritionnelle, de moins de ballonnements et d'une meilleure digestion. Parce que les aliments carnivores sont simples et faciles à digérer, ils peuvent aider à soulager les inconforts digestifs fréquents liés au vieillissement.

Créer votre propre expérience carnivore

Pour les femmes de plus de 50 ans, commencer le voyage carnivore implique une planification minutieuse. Des aspects tels que les préférences individuelles, les objectifs de santé personnels et les modifications prospectives basées sur des besoins particuliers sont pris en compte. Obtenir des conseils d'experts médicaux et maintenir une conscience corporelle sont des éléments essentiels de ce processus qui change la vie.

Lorsqu'il est adapté aux demandes spécifiques des femmes de plus de 50 ans, le régime carnivore devient plus qu'une simple option nutritionnelle ; cela devient plutôt une approche globale pour répondre à leurs besoins spécifiques. C'est une porte d'entrée pour restaurer la santé, renforcer la résilience et accepter de vieillir avec vigueur.

CHAPITRE UN

La science derrière la nutrition à base de viande

La viande, en plus d'être une riche source de protéines, offre une gamme de micronutriments, notamment du fer et des vitamines du complexe B. Alors que la consommation de viande est souvent associée à des effets négatifs sur la santé, une consommation modérée, en particulier dans le cadre d'une alimentation diversifiée et équilibrée, a été associée à des effets positifs sur la santé.

Nutrition de qualité dans la viande rouge

La viande rouge s'impose comme un élément essentiel d'une alimentation saine, offrant à la fois des protéines de qualité et des nutriments essentiels. Contrairement aux idées reçues sur la consommation de graisses saturées, la viande rouge maigre a démontré des avantages potentiels pour la santé cardiovasculaire. Comprendre les bienfaits nuancés de la viande rouge implique d'examiner son rôle dans l'apport de nutriments essentiels.

Nutriments essentiels dans la viande rouge

Le fer alimentaire, crucial pour diverses fonctions corporelles, existe sous deux formes : le fer hémique et non hémique. La viande rouge, riche en fer, surpasse la viande blanche en termes de teneur, influençant positivement des facteurs tels que le développement cognitif. De plus, la viande rouge, y compris les abats, constitue la principale source naturelle de vitamine B12, qui est cruciale pour la santé neurologique et a tendance à diminuer avec l'âge.

Composition riche en nutriments de la viande rouge

La viande rouge apparaît comme un atout nutritionnel, contribuant de manière significative à l'apport quotidien recommandé en vitamine B12. Cette vitamine essentielle joue un rôle central dans la prévention de l'anémie mégaloblastique et des maladies neurologiques irréversibles. Au-delà de la vitamine B12, la viande rouge fournit des minéraux essentiels tels que le zinc, le sélénium, le phosphore et la niacine, s'imposant ainsi comme une source complète de nutriments essentiels.

Le pouvoir rassasiant de la viande

La viande rouge maigre occupe une place centrale en tant que composant pragmatique des régimes amaigrissants en raison de son effet rassasiant élevé. Les régimes mettant l'accent sur une teneur élevée en protéines et faible en gras ont montré des résultats plus favorables en termes de perte de poids et de réduction de la masse grasse. La propriété rassasiante des protéines, associée à son impact sur la thermogenèse et la composition corporelle, positionne la viande rouge comme un outil précieux pour atteindre les objectifs de gestion du poids.

Viande rouge et santé cardiovasculaire

Contrairement à la croyance populaire, des études indiquent une association incohérente entre les graisses saturées contenues dans la viande rouge et les maladies cardiaques. Il a été démontré que la viande rouge, en particulier les coupes maigres, a un impact comparable sur le taux de cholestérol à celui de la viande blanche. De plus, les preuves issues des essais cliniques suggèrent des bénéfices cardiovasculaires potentiels, notamment une amélioration de la tension artérielle et de la réactivité vasculaire.

Rôle des protéines dans le poids corporel et la composition

Les acides aminés présents dans la viande constituent des éléments de base essentiels à la croissance, au développement et au maintien des tissus. La viande rouge, avec sa teneur en protéines de haute qualité, prévient non seulement les carences en protéines, mais favorise également la perte de poids, réduit la masse grasse et préserve la masse maigre. Un apport plus élevé en protéines est associé à un risque réduit de maladies chroniques telles que l'obésité, les maladies cardiovasculaires, le diabète de type 2 et l'ostéoporose.

Viande rouge maigre et gestion du poids

Dans le domaine de la perte de poids, les régimes mettant l'accent sur un apport plus élevé en protéines, souvent via de la viande rouge maigre, se sont révélés plus efficaces que les régimes standards riches en protéines et en glucides. L'augmentation de l'apport en protéines a été associée à un meilleur contrôle de l'appétit, à une réduction de la consommation alimentaire et à un plus grand sentiment de satisfaction, améliorant ainsi l'observance d'un régime riche en protéines.

Viande, protéines et vitalité chez les adultes vieillissants

Pour les personnes vieillissantes luttant contre la sarcopénie et l'obésité sarcopénique, les protéines de haute qualité et le fer biodisponible contenus dans la viande rouge offrent des avantages substantiels. Les acides aminés à chaîne ramifiée, abondants dans la viande rouge, jouent un rôle crucial dans la stimulation de la synthèse des protéines musculaires, contribuant ainsi au maintien de la masse maigre des tissus corporels et de la force musculaire.

Essentiellement, la viande rouge maigre, lorsqu'elle est intégrée à un régime alimentaire diversifié, apparaît comme la pierre angulaire de la santé cardiovasculaire, d'un poids et d'une composition corporelle sains, ainsi que de l'amélioration globale de la vitalité et de l'endurance, en particulier chez les femmes de plus de 50 ans.

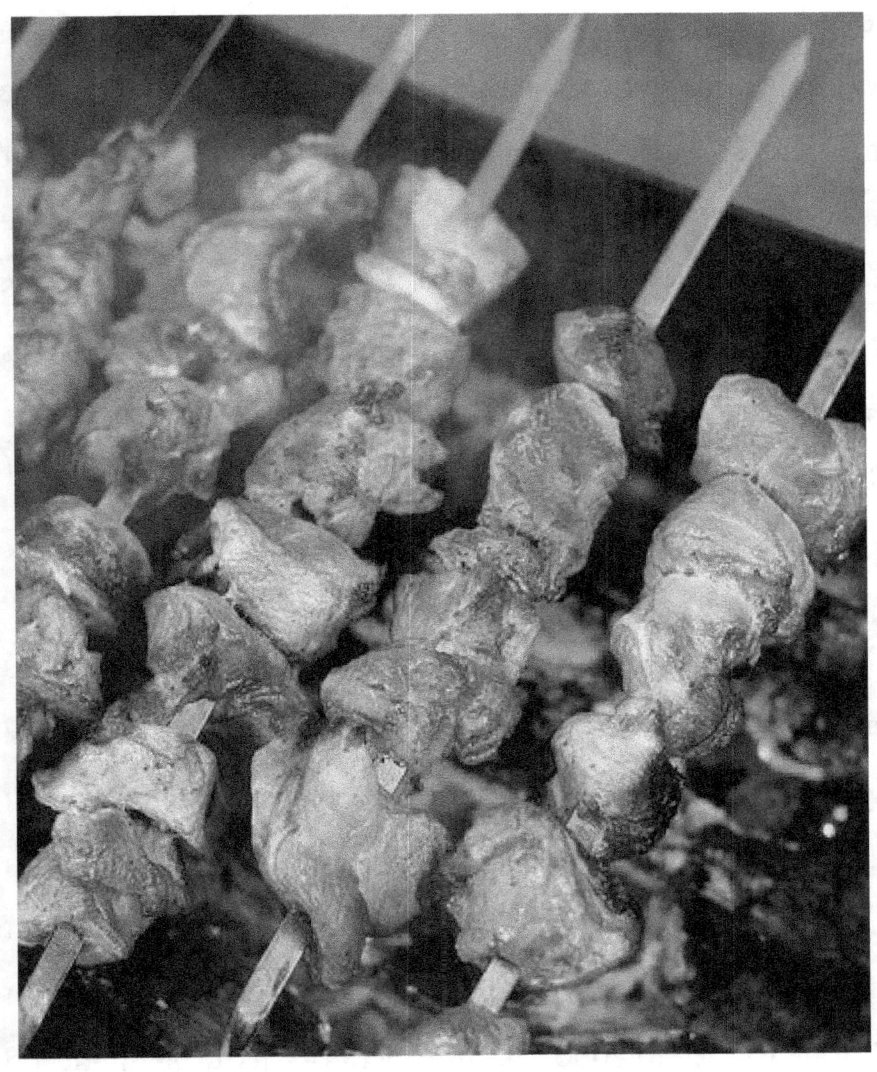

CHAPITRE DEUX

Avantages spécifiques au vieillissement

Le régime carnivore devient plus qu'une simple option nutritionnelle pour les femmes qui entrent avec élégance dans leur âge d'or ; il devient plutôt un outil efficace pour améliorer la santé générale, la vitalité et le bien-être. Ce mode de vie centré sur la viande, adapté aux besoins particuliers des femmes âgées, révèle une série de bienfaits liés au vieillissement qui conduisent à une existence plus active et plus satisfaisante.

1. Équilibre hormonal

L'équilibre hormonal est un facteur essentiel pour les femmes qui doivent composer avec les complexités du vieillissement. L'équilibre hormonal est vitalement soutenu par une alimentation riche en graisses et en protéines animales, ou par un régime carnivore. Cela devient particulièrement important pendant la transition ménopausique, lorsque les nutriments issus d'un mode de vie carnivore contribuent à créer un environnement hormonal plus harmonieux et équilibré.

2. Puissance musculaire et flexibilité

À mesure que les femmes vieillissent, la santé des os devient de plus en plus importante et le régime carnivore constitue un remède puissant. Riche en éléments vitaux tels que le calcium, le phosphore et la vitamine D, ce régime offre les éléments constitutifs nécessaires au maintien d'une structure osseuse solide. Une mobilité accrue résulte de la solidité des os, ce qui réduit le risque de problèmes liés à l'âge comme l'ostéoporose et les fractures.

3. Processus métabolique robuste

Bien que les altérations métaboliques soient un aspect inévitable du vieillissement, le régime carnivore constitue une méthode calculée pour affronter ce terrain. Cette option diététique favorise le maintien des muscles et l'utilisation efficace des graisses, car elle met fortement l'accent sur les protéines de haute qualité et sur une consommation modérée de glucides. Il en résulte une augmentation de la résilience du métabolisme, ce qui contribue à maintenir un poids et une composition corporelle sains.

4. Vitalité de l'esprit

Le régime carnivore, qui met l'accent sur les aliments d'origine animale riches en nutriments, notamment en fer héminique, s'avère prometteur pour améliorer les performances cognitives des femmes âgées. Le fer héminique est lié à la fonction et au développement cognitifs, ce qui peut aider les personnes à conserver leur acuité cérébrale et leur vitalité cognitive en vieillissant.

5. Contentement et contrôle du poids

Le pilier du régime carnivore, la viande rouge maigre, s'avère être un élément pratique de la gestion du poids pour les femmes âgées. La combinaison de l'effet rassasiant élevé des protéines avec les effets de l'alimentation sur la composition corporelle et la thermogenèse permet de réguler le poids. Cela devient particulièrement important plus tard dans la vie, lorsque le maintien d'un poids santé devient essentiel au bien-être général.

6. Force et préservation des muscles

Le régime carnivore apparaît comme un moyen de maintenir une masse musculaire maigre lorsque la sarcopénie chez les personnes âgées devient un problème. La viande rouge fournit des protéines de haute qualité qui augmentent l'anabolisme des protéines musculaires car elle contient des acides aminés importants. Il a été démontré que combiner des exercices de résistance avec un régime alimentaire peut aider les femmes âgées à acquérir plus de masse corporelle maigre, de masse maigre dans les jambes et de force musculaire globale.

7. Confort digestif

À mesure que les gens vieillissent, des problèmes de santé digestive surviennent fréquemment ; néanmoins, la simplicité du régime carnivore apporte un répit. La suppression des repas végétaux complexes peut contribuer à une meilleure absorption des nutriments, à moins de ballonnements et à une meilleure digestion. L'expérience alimentaire des femmes âgées est rendue plus confortable et plus agréable grâce à cette digestion plus facile.

Essentiellement, le régime carnivore devient une stratégie globale pour vieillir en beauté lorsqu'il est soigneusement adapté aux besoins particuliers des femmes âgées. Il propose une approche personnalisée pour préserver la santé, favoriser la vitalité et accueillir les années d'or avec résilience et vigueur, allant au-delà des choix alimentaires traditionnels.

Répondre aux problèmes de santé courants

Se lancer dans le régime carnivore offre une approche unique de la nutrition qui, lorsqu'elle est correctement adaptée, peut traiter et atténuer divers problèmes de santé courants. À mesure que les individus adoptent ce mode de vie centré sur la viande, ils peuvent ressentir un soulagement et une amélioration dans différentes facettes de leur bien-être. Étudions comment le régime carnivore pourrait fonctionner comme un allié stratégique dans le traitement de problèmes de santé généralisés.

1. Harmonie Digestive

La détresse digestive est une préoccupation importante pour beaucoup, et la simplicité du régime carnivore apporte souvent un soulagement. En supprimant les repas végétaux complexes qui peuvent provoquer des troubles gastro-intestinaux, les individus peuvent ressentir une réduction des ballonnements, une meilleure digestion et une harmonie gastro-intestinale globale.

2. Régulation de la glycémie

Pour les personnes aux prises avec des fluctuations de la glycémie, la composition pauvre en glucides du régime carnivore peut contribuer à une meilleure régulation de la glycémie. Avec une faible consommation de sucreries et de glucides transformés, les individus peuvent constater une régulation de leur glycémie, ce qui suggère des avantages potentiels pour ceux qui gèrent des maladies comme la résistance à l'insuline ou le diabète de type 2.

2. Réduction de l'inflammation

L'inflammation est à l'origine de nombreux troubles de santé, et la dépendance du régime carnivore aux produits d'origine animale peut contribuer à un effet anti-inflammatoire. En éliminant les déclencheurs inflammatoires potentiels des aliments à base de plantes, les individus peuvent remarquer une réduction de l'inflammation systémique, apportant potentiellement un soulagement à ceux qui souffrent de maladies associées à une inflammation chronique.

3. Gestion du poids

Les problèmes de poids sont fréquents et la concentration du régime carnivore sur les protéines de haute qualité et les graisses rassasiantes peut être un excellent outil de gestion du poids. Le niveau élevé de satiété en protéines, associé à l'impact du régime alimentaire sur le métabolisme, peut aider les individus à obtenir et à maintenir un poids santé.

4. Niveaux d'énergie améliorés

De nombreuses personnes ressentent des niveaux d'énergie plus élevés avec le régime carnivore. En fournissant une quantité continue de nutriments facilement disponibles et en minimisant les composants énergivores, tels que les glucides excessifs, les individus peuvent ressentir une énergie soutenue tout au long de la journée.

5. Clarté mentale et avantages cognitifs

L'approche riche en nutriments du régime carnivore, en particulier en fer héminique et en graisses vitales, a été associée à des avantages cognitifs. Les utilisateurs signalent généralement une meilleure clarté mentale et une meilleure attention, probablement liées aux excellents nutriments qui soutiennent la santé du cerveau.

6. Santé des articulations

Les aliments inflammatoires peuvent augmenter l'inconfort articulaire chez certaines personnes. Les caractéristiques anti-inflammatoires du régime carnivore, ainsi que le soulagement potentiel des déclencheurs auto-immuns présents dans certains aliments végétaux, pourraient contribuer à améliorer la santé des articulations des personnes souffrant d'arthrite ou de troubles associés.

7. Santé de la peau

Les troubles cutanés sont généralement liés à l'inflammation et à la sensibilité alimentaire. La simplicité du régime carnivore, avec son absence d'allergènes probables, peut apporter des avantages à la santé cutanée de certaines personnes, notamment une réduction de l'acné et des irritations cutanées.

8. Équilibre hormonal

Les anomalies hormonales, en particulier chez les femmes, peuvent être traitées par les composants riches en nutriments du régime alimentaire des carnivores. Les graisses et les protéines essentielles jouent un rôle essentiel dans la synthèse hormonale, offrant potentiellement un soutien aux personnes confrontées à des changements hormonaux.

9. Qualité du sommeil améliorée

Pour les individus, les choix alimentaires peuvent affecter la qualité du sommeil. Le potentiel du régime carnivore à équilibrer les niveaux de sucre dans le sang et à fournir un apport continu de nutriments peut contribuer à des habitudes de sommeil plus saines pour les personnes aux prises avec des troubles du sommeil.

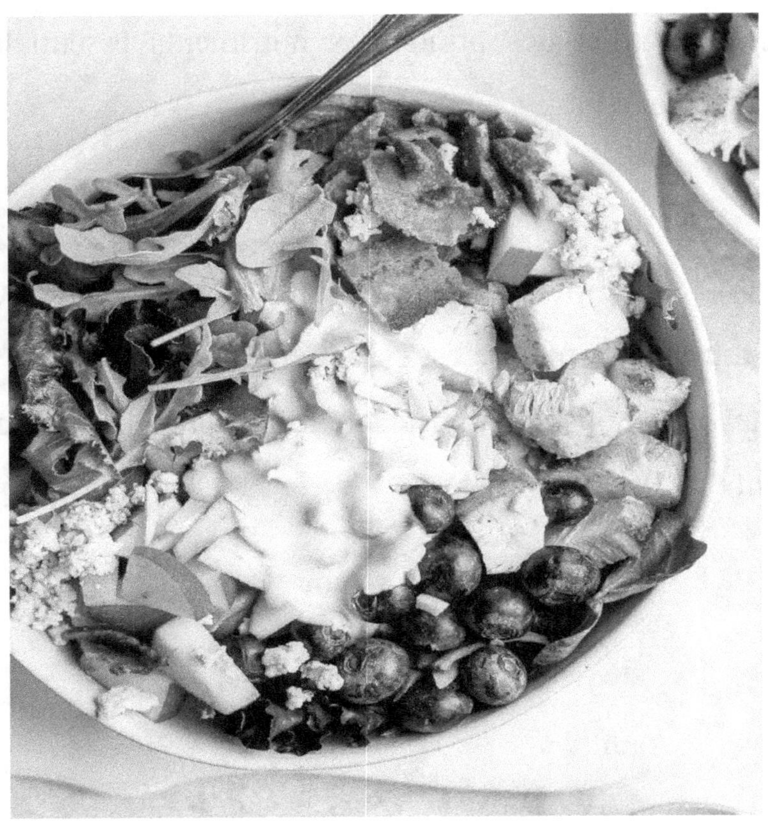

CHAPITRE TROIS

Nutriments essentiels pour les femmes de plus de 50 ans

Entrer dans la cinquantaine et la soixantaine marque une phase charnière où l'accent mis sur des nutriments spécifiques devient crucial pour le bien-être général. Voici un guide complet des principaux nutriments essentiels à cette étape de la vie :

1. Le pouvoir des protéines

Pourquoi est-ce important:Construire et préserver une masse musculaire maigre est essentiel pour un mode de vie actif, un métabolisme robuste et un système immunitaire résilient.

Les aliments riches en protéines comprennent :

- Viande maigre
- la volaille
- Poisson

- Tofu

- Œufs

- Tempeh

- Haricots et lentilles

- Noix et graines

- Les produits laitiers

Apport recommandé :Alors que l'apport journalier recommandé (AJR) officiel en protéines est de 0,36 gramme par kilo de poids corporel, des recherches récentes suggèrent que les adultes de plus de 50 ans pourraient bénéficier d'un apport proche de 0,5 à 0,9 gramme par kilo pour maintenir leur masse musculaire et soutenir un mode de vie actif.

2. Fibres pour le bien-être digestif

Pourquoi est-ce important:Promouvoir des selles saines, soutenir la santé cardiaque, stabiliser la glycémie et maintenir un poids santé font partie des avantages d'une alimentation riche en fibres.

Les aliments riches en fibres comprennent :

- Légumes
- Fruit
- Céréales entières (avoine, riz brun, maïs soufflé, orge)
- Haricots et lentilles
- Noix et graines

Apport recommandé : L'AJR en fibres est respectivement de 25 et 38 grammes par jour pour les femmes et les hommes.

3. Du calcium pour des os solides

Pourquoi est-ce important : Essentiel à la santé des os, à la fonction nerveuse et à la contraction cardiaque et musculaire, un apport suffisant en calcium aide à prévenir les troubles osseux.

Les aliments riches en calcium comprennent :

- Produits laitiers (lait, fromage, yaourt)
- Légumes-feuilles (sauf les épinards)

- Boissons enrichies (laits de soja et d'amande)

Apport recommandé :Les personnes ménopausées peuvent avoir besoin d'une moyenne de 1 200 mg par jour, tandis que d'autres populations ont besoin d'environ 1 000 mg par jour.

4. Vitamine D pour la santé osseuse et immunitaire

Pourquoi est-ce important:Liés à la santé des os et au soutien immunitaire, des niveaux adéquats de vitamine D sont associés à divers bienfaits pour la santé.

Sources:

- Exposition au soleil
- Les produits laitiers
- Champignons
- Jaunes d'œuf
- Poisson gras

Apport recommandé :Après 50 ans, il est généralement conseillé de prendre un supplément de vitamine D de 600 UI ou plus, avec des recommandations personnalisées en fonction des besoins individuels et de la situation géographique.

5. Acides gras oméga-3 pour la santé globale

Pourquoi est-ce important:Liés à des taux plus faibles de déclin mental et à divers bienfaits pour la santé, les acides gras oméga-3 soutiennent la santé du cerveau, du cœur et de la peau.

Les sources de nourriture comprennent :

- Poissons gras (saumon, sardines, maquereau, thon, hareng)
- Noix et graines
- Huiles (huile de lin)
- Algues

Apport recommandé :Visez un minimum de 250 à 500 mg combinés d'EPA et de DHA chaque jour.

6. Vitamine B12 pour les fonctions vitales

Pourquoi est-ce important: Crucial pour le métabolisme énergétique, la production de globules rouges, la fonction immunitaire et la santé cérébrale et cardiaque.

Sources:

- Viande
- la volaille
- Poisson
- Œufs
- Les produits laitiers
- Céréales enrichies pour petit-déjeuner

Apport recommandé :Les adultes de plus de 50 ans devraient viser 2,4 mcg par jour.

7. Potassium pour la santé cardiaque

Pourquoi est-ce important:Associé à un risque moindre d'hypertension artérielle, d'accident vasculaire cérébral et de maladie cardiaque, le potassium soutient la santé des os.

- Légumes et fruits (bananes, raisins secs, oranges, pommes de terre, légumes-feuilles)
- Céréales entières
- Les produits laitiers
- Noix et graines
- Viande et volaille

Apport recommandé :**L'AJR** pour le potassium est respectivement de 2 600 mg et 3 400 mg pour les femmes et les hommes.

8. Adopter les antioxydants

Pourquoi ils sont importants :**Neutralisant** les radicaux libres qui contribuent au vieillissement et aux maladies chroniques, les antioxydants jouent un rôle crucial dans la santé globale.

Les sources de nourriture comprennent :

- Fruits et légumes colorés
- Noix et graines

- Céréales entières
- Chocolat noir
- Café et thé

 Essayez de consommer des aliments riches en antioxydants à chaque repas pour une santé optimale.

Traverser la cinquantaine et la soixantaine nécessite une approche réfléchie de la nutrition, en se concentrant sur ces nutriments essentiels pour promouvoir un mode de vie sain, actif et épanouissant.

Consultez toujours des professionnels de la santé pour obtenir des conseils personnalisés en fonction de vos besoins individuels et de votre état de santé.

CHAPITRE QUATRE

Plans de repas de 7 jours

Se lancer dans le régime Carnivore ne concerne pas seulement ce que vous mangez, c'est une approche holistique du bien-être. Voici un plan de repas soigneusement élaboré, conçu pour vous, accompagné de conseils pratiques pour garantir un voyage réussi et satisfaisant tout au long de la semaine.

Jour 1 : Départ énergisant

Petit-déjeuner

Steak de faux-filet et œufs : Alimentez votre matinée avec une centrale riche en protéines.

Déjeuner

Filet de saumon: Les bienfaits des oméga-3 pour un regain d'énergie à midi.

Dîner

côtelettes d'agneau sont riches en zinc et en vitamines B pour le soutien immunitaire.

Conseils pour réussir :

Hydratez-vous stratégiquement :Buvez de l'eau tout au long de la journée et pensez au bouillon d'os pour ajouter des nutriments.

Contrôle des portions :Savourez vos repas en pleine conscience, en savourant chaque bouchée pour évaluer la véritable faim et la véritable satisfaction.

Jour 2 : Équilibre nourrissant

Petit-déjeuner

Oeufs Bénédicte au Bacon : Une touche savoureuse et nutritive pour votre routine matinale.

Déjeuner

Cuisses de poulet grillées : Des protéines maigres pour vous garder énergique tout au long de la journée.

Dîner

Foie de boeuf: Riche en nutriments et satisfaisant pour un repas bien équilibré.

Conseils pour réussir :

Grignoter intelligemment :Si nécessaire, optez pour des collations adaptées aux carnivores comme du bœuf séché ou du fromage.

Préparation des repas :Planifiez et préparez vos repas à l'avance pour rester sur la bonne voie, surtout pendant les journées les plus chargées.

Jour 3 : Vitalité soutenue

Petit-déjeuner

Bœuf haché brouillé : Polyvalent et riche en nutriments pour un bon départ.

Déjeuner

Sardines à l'huile d'olive : Oméga-3 et protéines pour une vitalité durable.

Dîner

Côtelettes de porc au beurre : Un choix savoureux pour un repas du soir satisfaisant.

Conseils pour réussir :

Manger en pleine conscience :Concentrez-vous sur l'expérience sensorielle de vos repas pour accroître la satisfaction.

Aide sociale:Partagez votre voyage Carnivore avec des amis ou rejoignez des communautés en ligne pour obtenir de la motivation et des conseils.

Jour 4 : Soutien immunitaire

Petit-déjeuner

Chicken Liver Pâté: Une délicieuse façon d'incorporer des abats pour plus de nutriments.

Déjeuner

Poitrine de dinde: protéines maigres pour une énergie soutenue tout au long de la journée.

Dîner

Steak de thon: Riche en protéines et savoureux pour terminer la journée.

Conseils pour réussir :

Complétez judicieusement :Envisagez des suppléments essentiels comme la vitamine D ou les oméga-3 si nécessaire.

La variété compte :Alternez les choix de viande pour obtenir un profil nutritionnel diversifié.

Jour 5 : Indulgence rajeunissante

Petit-déjeuner

Bateau d'avocat au bacon et aux œufs : Un début décadent et nutritif.

Déjeuner

Poitrine de boeuf: Cuit lentement pour un maximum de saveur et de tendresse.

Dîner

Brochettes de crevettes: léger mais riche en protéines pour une délicieuse soirée.

Conseils pour réussir :

Célébrez le progrès :Reconnaissez les jalons et les améliorations en matière d'énergie, d'humeur ou de bien-être général.

Adoptez la créativité culinaire :Expérimentez avec des herbes et des épices pour rehausser la saveur sans compromettre les principes carnivores.

Jour 6 : Une simplicité satisfaisante

Petit-déjeuner

Saucisse de porc hachée : Une option savoureuse et riche en matières grasses pour une satisfaction matinale.

Déjeuner

Magret de canard est riche en fer et en vitamines B pour une énergie soutenue.

Dîner

Galettes de saumon sont créatifs et délicieux pour une soirée riche en nutriments.

Conseils pour réussir :

Écoutez votre corps : Faites attention aux signaux de faim, de satiété et aux niveaux d'énergie.

*Connexion corps-esprit :*Intégrez une activité physique légère, comme des promenades, pour améliorer le bien-être général.

Jour 7 : Finale Culinaire

Petit-déjeuner

Omelette au Fromage : Une touche ringarde pour une délicieuse matinée.

Déjeuner

Côtes levées de bœuf : tendre et succulent pour un repas de midi satisfaisant.

Dîner

Queue de homard: Un choix luxueux pour clôturer votre semaine Carnivore.

Conseils pour réussir :

Évaluez comment votre corps réagit au régime carnivore et planifiez les ajustements en conséquence.

Tenez-vous au courant de la littérature relative aux carnivores ou demandez des conseils professionnels pour un apprentissage continu.

N'oubliez pas que le voyage Carnivore est unique à chaque individu. Ajustez le plan de repas et les conseils en fonction de vos préférences personnelles et de vos objectifs de santé.

CHAPITRE CINQ

Délicieux petit déjeuner

1. Omelettes copieuses

Brève description:Commencez votre journée avec une omelette riche en protéines. Ce délice salé est un mélange parfait de viande et d'œufs, fournissant les nutriments essentiels pour bien démarrer la matinée.

Portion:1

Temps de préparation:10 minutes

Temps de cuisson:10 minutes

Ingrédients:

- 3 gros œufs
- 100 g de lardons coupés en dés
- 50 g de saucisse hachée
- Sel et poivre au goût
- Herbes fraîches pour la garniture

1. Battre les œufs dans un bol et assaisonner de sel et de poivre.
2. Dans une poêle, cuire le bacon et les saucisses jusqu'à ce qu'ils soient dorés.
3. Versez les œufs battus sur les viandes en les répartissant uniformément.
4. Cuire jusqu'à ce que les bords soient pris, puis plier l'omelette en deux.
5. Poursuivez la cuisson jusqu'à ce que les œufs soient complètement pris.
6. Garnir d'herbes fraîches et servir chaud.

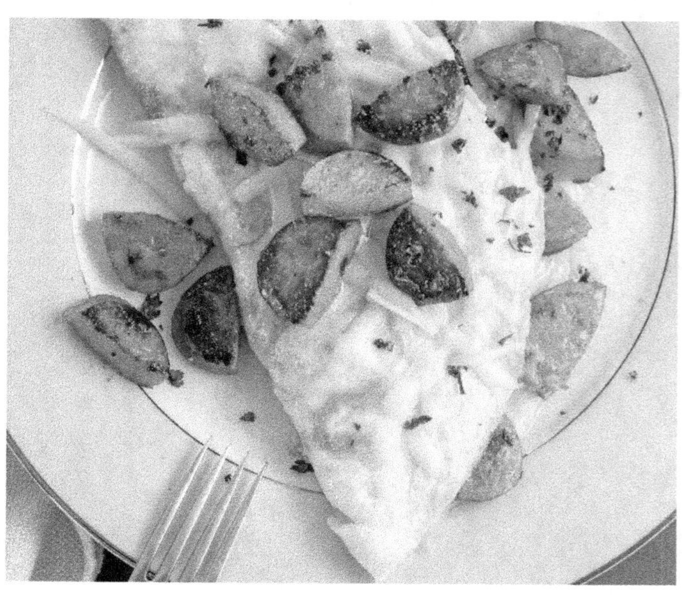

2. Brochettes de petit-déjeuner

Brève description:Rehaussez votre petit-déjeuner avec ces brochettes savoureuses. Remplis d'un mélange de viandes riches en protéines, ils offrent une façon pratique et délicieuse de nourrir votre matinée.

Portion: 2 brochettes

Temps de préparation:15 minutes

Temps de cuisson:10 minutes

Ingrédients:

- 200 g de cubes de bœuf
- 150 g de morceaux de poulet
- 100 g de tomates cerises
- Sel et poivre au goût
- Huile d'olive pour badigeonner

Instructions:

1. Assaisonner le bœuf et le poulet avec du sel et du poivre.

2. Enfiler la viande en alternance avec les tomates cerises sur les brochettes.

3. Badigeonner les brochettes d'huile d'olive.

4. Griller ou griller jusqu'à ce que la viande soit cuite à votre goût.

5. Servir chaud et savourer les bouchées savoureuses.

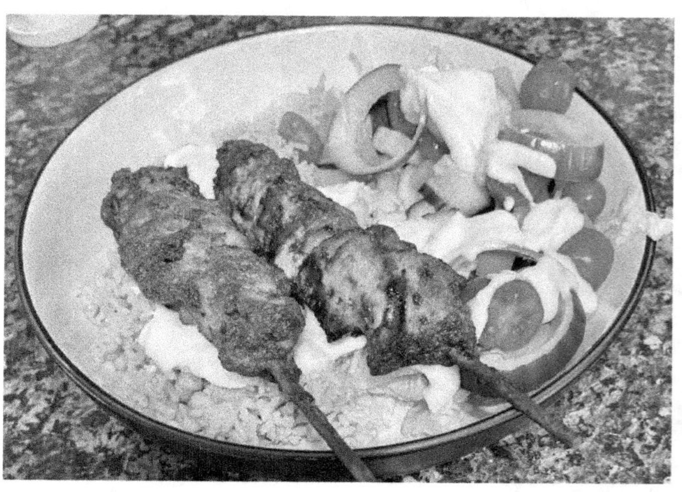

3. Galettes de saucisses grésillantes

Brève description:Régalez-vous avec ces galettes de saucisses grésillantes. Fabriqués à partir d'un mélange de viande hachée assaisonnée, ils promettent un début de journée savoureux et satisfaisant.

Portion:3 galettes

Temps de préparation:15 minutes

Temps de cuisson:12 minutes

Ingrédients:

- 300 g de porc haché
- 1 c. sel
- 1 c. poivre noir
- 1 c. poudre d'ail
- 1 c. poudre d'oignon
- 1 c. sauge séchée

Instructions:

1. Dans un bol, mélanger le porc haché avec les assaisonnements.
2. Façonner le mélange en petites galettes.
3. Chauffer une poêle à feu moyen-vif.
4. Cuire les galettes jusqu'à ce qu'elles soient dorées des deux côtés et complètement cuites.
5. Égoutter l'excédent de graisse et servir chaud.

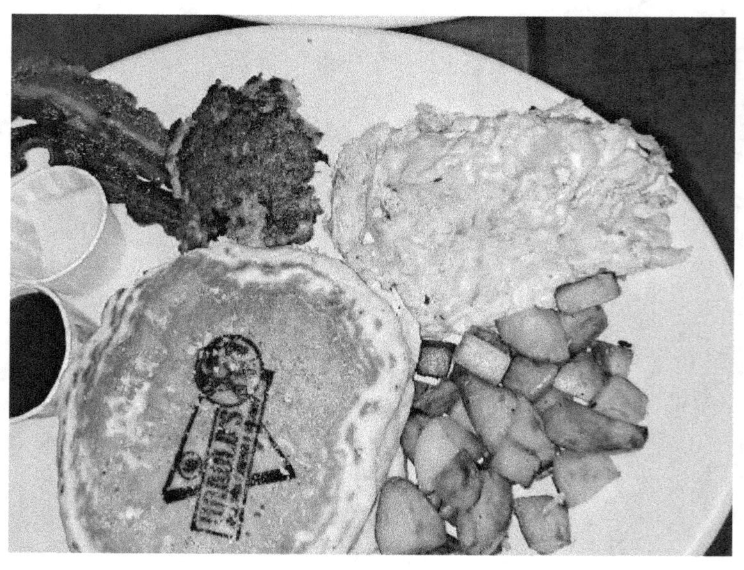

4. Muffins aux œufs

Brève description: Ces muffins aux œufs pratiques sont parfaits pour un petit-déjeuner à emporter. Chargés de bonté de viande, ils constituent une façon savoureuse et portable de nourrir votre matinée.

Portion: 2 muffins

Temps de préparation:10 minutes

Temps de cuisson:20 minutes

Ingrédients:

- 6 oeufs
- 150 g de jambon coupé en dés
- 50 g de fromage cheddar râpé
- Sel et poivre au goût
- Ciboulette ciselée pour la garniture

Instructions:

1. Préchauffer le four à 350°F (175°C).
2. Battre les œufs et assaisonner de sel et de poivre.
3. Incorporer les dés de jambon et le fromage râpé.
4. Versez le mélange dans des moules à muffins.
5. Cuire au four pendant 20 minutes ou jusqu'à ce que les œufs soient pris.
6. Garnir de ciboulette hachée et servir.

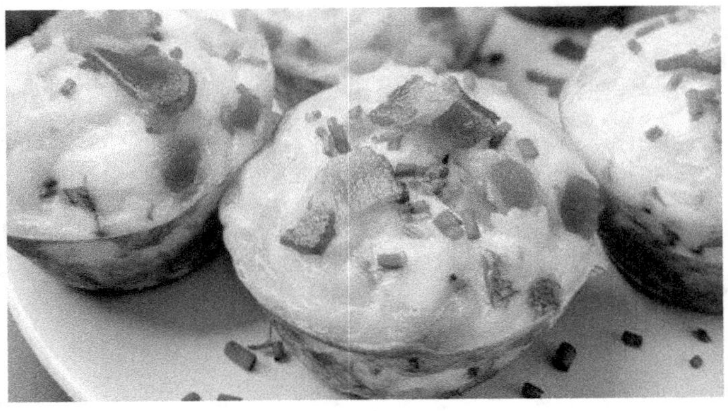

5. Steak et œufs

Brève description:Pour un petit-déjeuner de champions, savourez un plat classique de steak et d'œufs. Un steak juteux accompagné d'œufs parfaitement cuits crée un festin matinal copieux et satisfaisant.

Portion:1

Temps de préparation: 15 minutes

Temps de cuisson:15 minutes

Ingrédients:

- 1 steak au choix
- 2 oeufs
- Sel et poivre au goût
- Beurre pour cuisiner

Instructions:

1. Assaisonnez le steak avec du sel et du poivre.
2. Chauffer une poêle à feu moyen-vif et faire fondre le beurre.

3. Faites cuire le steak jusqu'à la cuisson désirée.

4. Dans la même poêle, cuire les œufs côté soleil vers le
    haut.

5. Servir le steak avec les œufs.

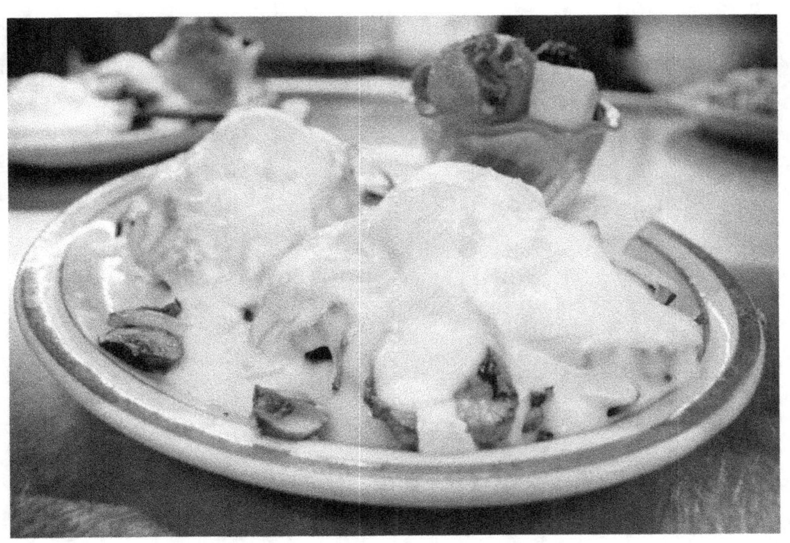

6. Avocat enrobé de bacon

Brève description:Combinez la richesse du bacon avec le crémeux de l'avocat pour un petit-déjeuner unique et satisfaisant. Ce plat est une délicieuse variante du bacon et des œufs traditionnels.

Portion:2 moitiés

Temps de préparation:10 minutes

Temps de cuisson:15 minutes

Ingrédients:

- 1 avocat, coupé en deux
- 4 tranches de bacon
- Sel et poivre au goût
- Facultatif : sauce piquante pour arroser.

Instructions:

1. Enveloppez chaque moitié d'avocat avec des tranches de bacon.
2. Assaisonnez avec du sel et du poivre.
3. Cuire au four jusqu'à ce que le bacon soit croustillant et que l'avocat soit réchauffé.
4. Arroser de sauce piquante si désiré.

5. Savourez cette gourmandise savoureuse et gourmande.

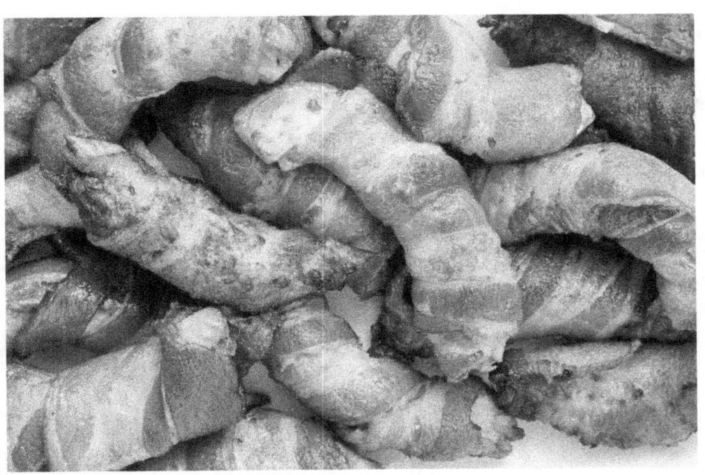

7. Sauté de petit-déjeuner

Brève description:Revitalisez votre routine matinale avec un sauté de petit-déjeuner carnivore. Ce plat dynamique combine un mélange de viandes et de légumes pour un début de journée savoureux et nutritif.

Portion:2

Temps de préparation:15 minutes

Temps de cuisson:10 minutes

Ingrédients:

- 200 g de bœuf tranché
- 150 g de poulet en tranches
- 1 poivron, tranché
- 1 courgette, tranchée
- Sel et poivre au goût
- Huile de cuisson

Instructions:

1. Faites chauffer l'huile dans une poêle ou un wok à feu vif.
2. Faire sauter le bœuf et le poulet jusqu'à ce qu'ils soient dorés.
3. Ajouter les tranches de poivron et les courgettes.
4. Assaisonnez avec du sel et du poivre.
5. Continuez à faire sauter jusqu'à ce que les légumes soient tendres.
6. Servir chaud et savourer les saveurs vibrantes.

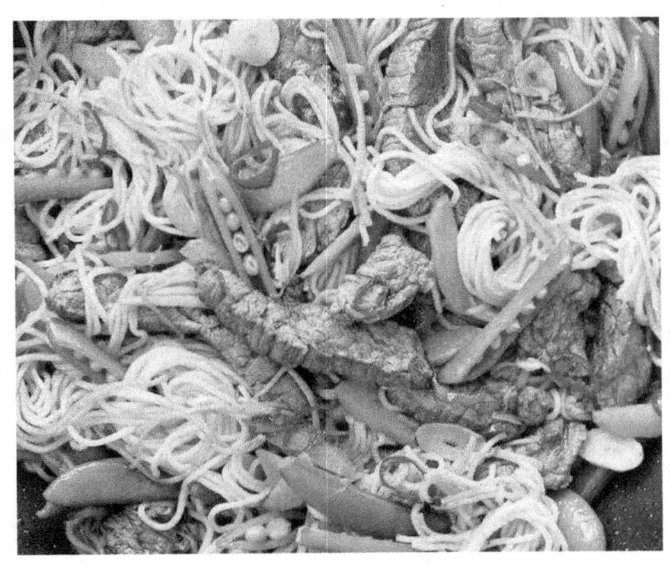

8. Bol de petit-déjeuner

Brève description:Créez un bol de petit-déjeuner sain comprenant une variété de délices carnivores. Ce bol personnalisable vous permet de mélanger et d'assortir vos viandes préférées pour un repas du matin copieux.

Portion:1

Temps de préparation:10 minutes

Temps de cuisson:15 minutes

Ingrédients:

- 100 g de dinde hachée
- 2 oeufs
- 50 g de saucisse cuite, émiettée
- Tranches d'avocat
- Sel et poivre au goût

Instructions:

1. Cuire la dinde hachée jusqu'à ce qu'elle soit dorée.
2. Dans une autre poêle, faites cuire les œufs à votre goût.
3. Disposez la dinde hachée, les saucisses cuites et les œufs dans un bol.
4. Garnir de tranches d'avocat.
5. Assaisonnez avec du sel et du poivre.
6. Mélangez et savourez ce festin carnivore personnalisable.

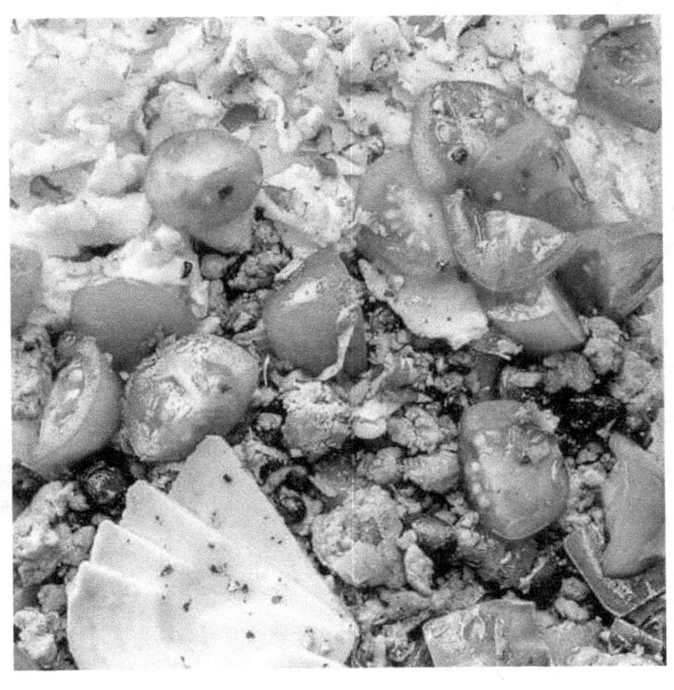

9. Casserole de petit-déjeuner

Brève description:Une délicieuse cocotte de petit-déjeuner carnivore offre un mélange de saveurs à chaque bouchée. Ce plat préparé à l'avance est parfait pour les matinées chargées, offrant un début de journée copieux et satisfaisant.

Portion:4

Temps de préparation:20 minutes

Temps de cuisson:30 minutes

Ingrédients:

- 300 g de bœuf haché
- 6 oeufs
- 1 tasse de jambon coupé en dés
- 1 tasse de fromage cheddar râpé
- Sel et poivre au goût

Instructions:

1. Préchauffer le four à 375°F (190°C).
2. Faire dorer le bœuf haché dans une poêle et assaisonner de sel et de poivre.
3. Dans un bol, fouettez les œufs et ajoutez les dés de jambon.
4. Incorporer le bœuf haché et le fromage râpé.
5. Versez le mélange dans une cocotte graissée.
6. Cuire au four jusqu'à ce que les œufs soient pris et que le dessus soit doré.
7. Tranchez et servez ce copieux petit-déjeuner.

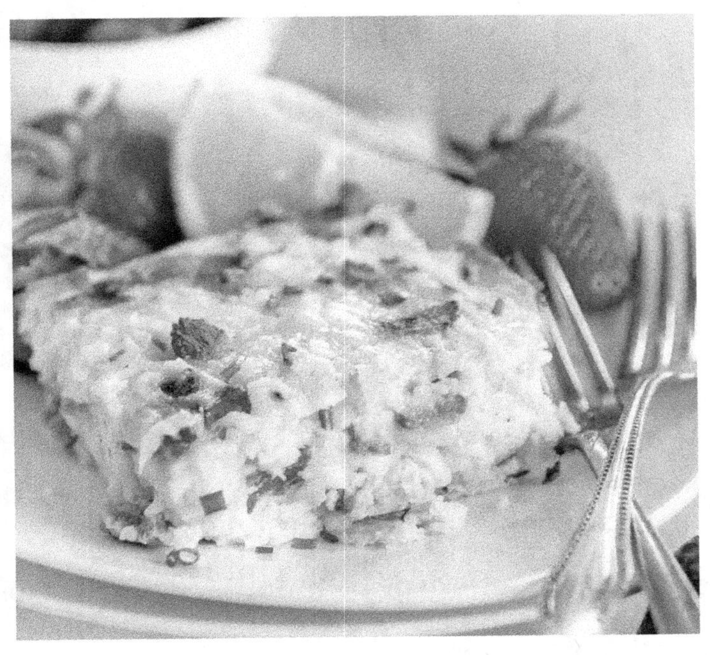

10. Wrap petit-déjeuner

Brève description:Emballez votre petit-déjeuner carnivore dans un emballage savoureux et pratique. Ce wrap pour petit-déjeuner combine vos viandes préférées avec des œufs pour une gâterie matinale satisfaisante et portable.

Portion:1 enveloppement

Temps de préparation: 15 minutes

Temps de cuisson:10 minutes

- 2 gros œufs
- 2 tranches de bacon
- 100 g de dinde tranchée
- Feuilles de laitue pour emballer
- Sel et poivre au goût

Instructions:

1. Cuire le bacon jusqu'à ce qu'il soit croustillant.
2. Dans la graisse de bacon, brouillez les œufs jusqu'à ce qu'ils soient cuits.
3. Assemblez le wrap avec des tranches de dinde, des œufs brouillés et du bacon.
4. Assaisonnez avec du sel et du poivre.
5. Enveloppez-le dans des feuilles de laitue et dégustez votre petit-déjeuner carnivore sur le pouce.

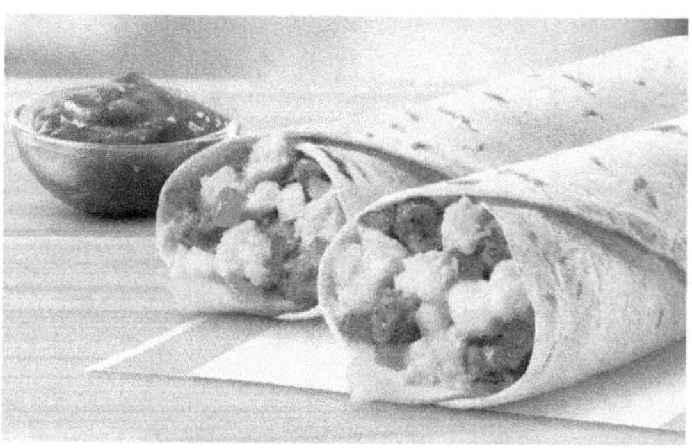

Déjeuners énergisants

1. Salade de poulet grillé

Brève description: Offrez-vous une salade de poulet grillé légère mais satisfaisante. Remplie de légumes verts frais et de poulet grillé juteux, cette option de déjeuner carnivore est un choix rafraîchissant pour un festin de midi.

Portion:1

Temps de préparation:15 minutes

Temps de cuisson:15 minutes

Ingrédients:

- 200 g de poitrine de poulet grillée
- Mélange de salades vertes
- tomates cerises
- Tranches de concombre
- Huile d'olive et vinaigre pour la vinaigrette
- Sel et poivre au goût

Instructions:

1. Griller les poitrines de poulet jusqu'à ce qu'elles soient complètement cuites.
2. Coupez le poulet grillé en lanières.
3. Disposer le mélange de verdure, les tomates cerises et le concombre dans une assiette.
4. Garnir de tranches de poulet grillé.
5. Arroser d'huile d'olive et de vinaigre.
6. Assaisonnez avec du sel et du poivre.
7. Mélangez doucement et savourez un déjeuner léger et nutritif.

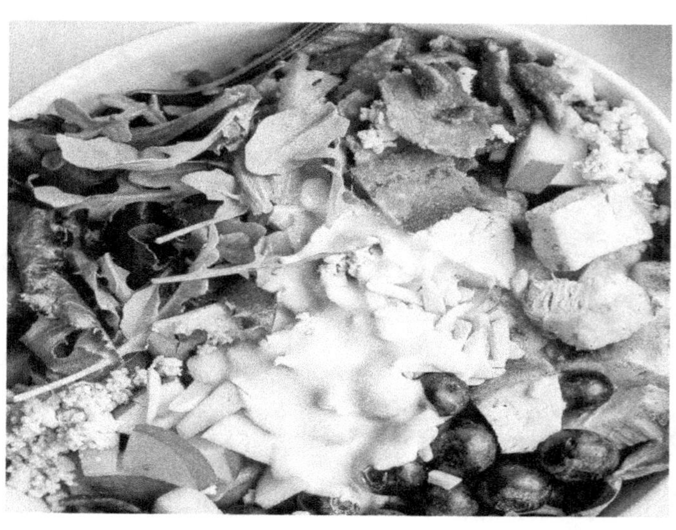

2. Sauté de bœuf et brocoli

Brève description:Rehaussez votre déjeuner avec un savoureux sauté de bœuf et de brocoli. Ce plat carnivore rassemble de tendres tranches de bœuf et du brocoli croustillant pour un repas de midi savoureux et satisfaisant.

Portion:2

Temps de préparation:20 minutes

Temps de cuisson:15 minutes

Ingrédients:

- 300 g de bœuf tranché
- 2 tasses de fleurons de brocoli
- Poudre d'ail
- Huile de coco pour la cuisine
- Sel et poivre au goût

Instructions:

1. Faites chauffer l'huile de coco dans un wok ou une poêle.

2. Faire sauter les tranches de bœuf jusqu'à ce qu'elles soient dorées.

3. Ajoutez les fleurons de brocoli et continuez à faire sauter.

4. Assaisonner avec de la poudre d'ail, du sel et du poivre.

5. Cuire jusqu'à ce que le brocoli soit tendre et que le bœuf soit cuit à votre goût.

6. Servir chaud et savourer les saveurs robustes.

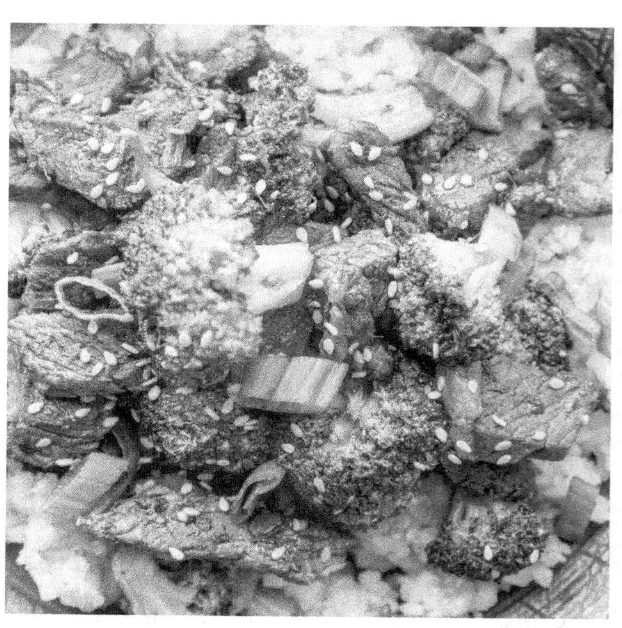

3. Rouleau aux œufs dans un bol

Brève description:Découvrez le goût d'un nem sans les glucides. Ce nem carnivore dans un bol combine de la viande hachée, des légumes et des assaisonnements savoureux pour un déjeuner satisfaisant et facile à préparer.

Portion:2

Temps de préparation: 15 minutes

Temps de cuisson:15 minutes

Ingrédients:

- 300 g de porc haché
- 1 tasse de chou râpé
- 1 tasse de champignons tranchés
- 2 oignons verts, hachés
- Sauce soja pour l'assaisonnement
- Huile de sésame pour la cuisson

1. Instructions:
2. Faire revenir le porc haché dans l'huile de sésame.

3. Ajouter le chou râpé, les champignons tranchés et les oignons verts hachés.

4. Faire sauter jusqu'à ce que les légumes soient tendres.

5. Assaisonner avec de la sauce soja, au goût.

6. Poursuivez la cuisson jusqu'à ce que les saveurs se mélangent.

7. Savourez cette délicieuse version carnivore d'un nem roulé aux œufs.

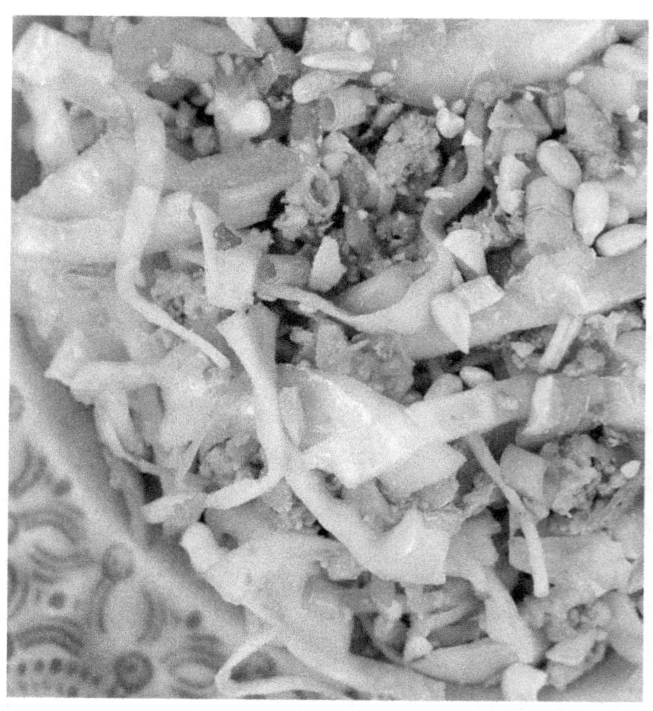

4. Nouilles de courgettes avec sauce à la viande

Brève description:Savourez les saveurs des nouilles de courgettes garnies d'une riche sauce à la viande. Ce déjeuner carnivore offre une alternative faible en glucides aux pâtes traditionnelles, offrant un repas sain et satisfaisant.

Portion:1

Temps de préparation:20 minutes

Temps de cuisson:15 minutes

Ingrédients:

- Nouilles de courgettes
- 200 g de bœuf haché
- Sauce tomate sans sucre
- Poudre d'ail
- Poudre d'oignon
- Sel et poivre au goût

1. Cuire le bœuf haché jusqu'à ce qu'il soit doré.

2. Assaisonner avec de la poudre d'ail, de la poudre d'oignon, du sel et du poivre.

3. Incorporer la sauce tomate sans sucre et laisser mijoter.

4. Spiralisez les courgettes en nouilles.

5. Cuire les nouilles de courgettes jusqu'à ce qu'elles soient légèrement tendres.

6. Garnissez les nouilles de courgettes de sauce à la viande et savourez un déjeuner copieux et faible en glucides.

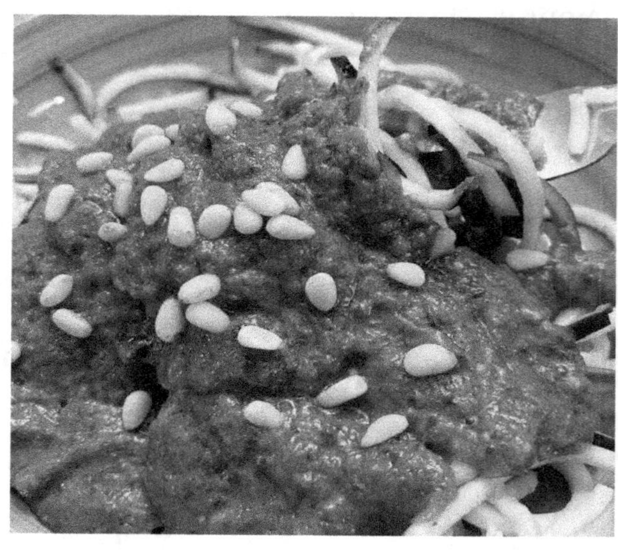

5. Wraps de laitue à la dinde et à l'avocat

Brève description: Adoptez la fraîcheur avec des roulés de dinde et de laitue à l'avocat. Ces wraps adaptés aux carnivores sont une délicieuse combinaison de dinde maigre, d'avocat crémeux et de laitue croustillante.

Portion:2 enveloppements

Temps de préparation:15 minutes

Temps de cuisson:10 minutes

Ingrédients:

- 200 g de dinde tranchée
- 1 avocat, tranché
- Grandes feuilles de laitue
- Moutarde pour arroser
- Sel et poivre au goût

Instructions:

1. Disposez les tranches de dinde sur les feuilles de laitue.
2. Ajoutez des tranches d'avocat sur le dessus.

3. Arrosez de moutarde.

4. Assaisonnez avec du sel et du poivre.

5. Enroulez la laitue autour des garnitures.

6. Fixez avec des cure-dents et profitez de ces enveloppements rafraîchissants.

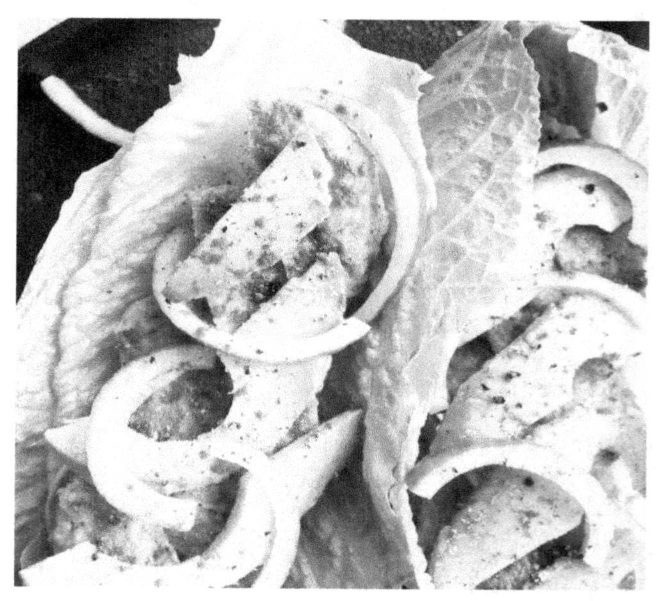

6. Brochettes de crevettes et bacon

Brève description: Rehaussez votre déjeuner avec de succulentes brochettes de crevettes et de bacon. Ce plat carnivore combine les riches saveurs des crevettes et les bienfaits savoureux du bacon pour un repas délicieux et satisfaisant.

Portion:2 brochettes

Temps de préparation: 20 minutes

Temps de cuisson:10 minutes

Ingrédients:

- 200 g de crevettes décortiquées et déveinées
- 4 tranches de bacon, coupées en deux
- Huile d'olive pour badigeonner
- Paprika fumé pour l'assaisonnement
- Sel et poivre au goût

Instructions:

1. Préchauffer le gril ou la poêle à griller.
2. Enfiler alternativement les crevettes et le bacon sur les brochettes.
3. Badigeonner d'huile d'olive et assaisonner de paprika fumé, de sel et de poivre.

4. Griller jusqu'à ce que les crevettes soient opaques et que le bacon soit croustillant.

5. Servez ces brochettes savoureuses chaudes et savourez un festin de carnivore.

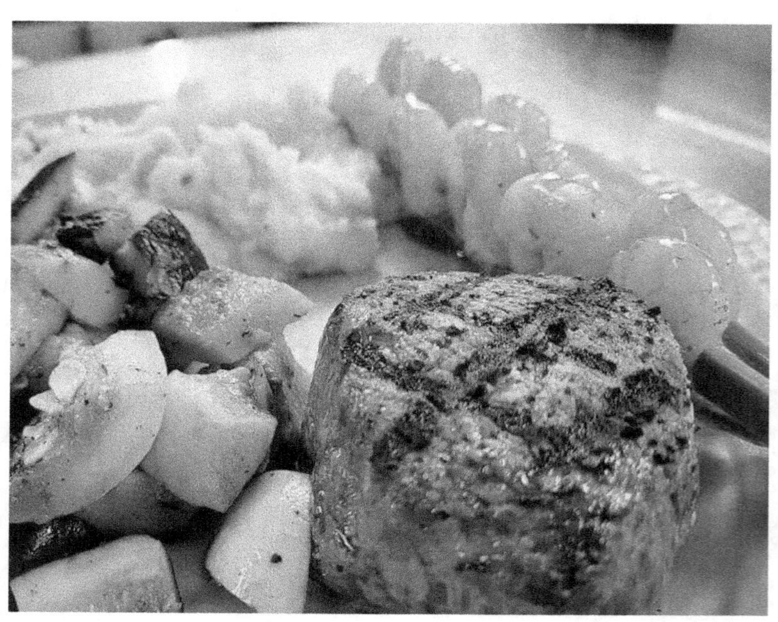

7. Salade César au poulet

Brève description:Délectez-vous d'une salade César classique avec une touche carnivore. Cette option de déjeuner comprend du poulet grillé, de la laitue romaine croustillante et une riche vinaigrette César pour une expérience satisfaisante et savoureuse.

Portion:1

Temps de préparation:15 minutes

Temps de cuisson:15 minutes

Ingrédients:

- 200 g de poitrine de poulet grillée
- Laitue romaine déchirée
- Parmesan, râpé
- Vinaigrette César (sans sucre)
- Sel et poivre au goût

Instructions:

1. Griller les poitrines de poulet jusqu'à ce qu'elles soient complètement cuites.
2. Coupez le poulet grillé en lanières.
3. Mélanger la laitue romaine déchirée avec du parmesan râpé.
4. Garnir de tranches de poulet grillé.

5. Arroser de vinaigrette César sans sucre.

6. Assaisonnez avec du sel et du poivre.

7. Savourez une version adaptée aux carnivores d'une salade César classique.

8.

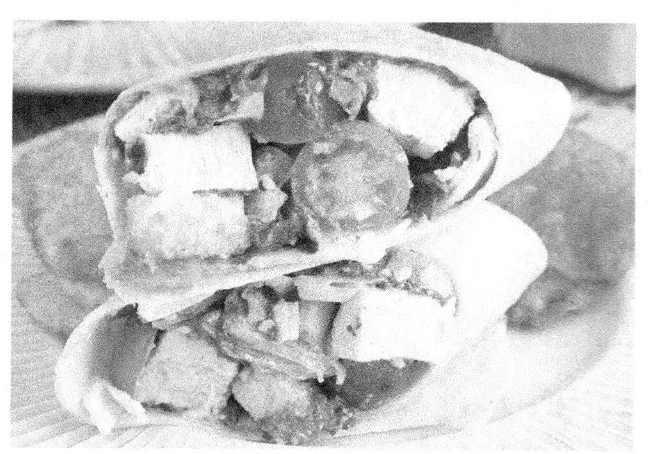

Saladier de bœuf et avocat

Brève description:Découvrez un saladier copieux et nutritif à base de bœuf et d'avocat. Ce déjeuner carnivore rassemble des ingrédients riches en nutriments pour un repas satisfaisant et sain.

Portion:1

Temps de préparation:20 minutes

Temps de cuisson: 15 minutes

Ingrédients:

- 200 g de bœuf tranché
- Mélange de salades vertes
- tomates cerises
- Avocat, tranché
- Huile d'olive pour la vinaigrette
- Sel et poivre au goût

Instructions:

1. Cuire les tranches de bœuf jusqu'à ce qu'elles soient dorées.
2. Disposez le mélange de verdure, les tomates cerises et les tranches d'avocat dans un bol.
3. Garnir de tranches de bœuf.
4. Arroser d'huile d'olive pour la vinaigrette.
5. Assaisonnez avec du sel et du poivre.
6. Mélangez doucement et savourez ce copieux bol à salade carnivore.

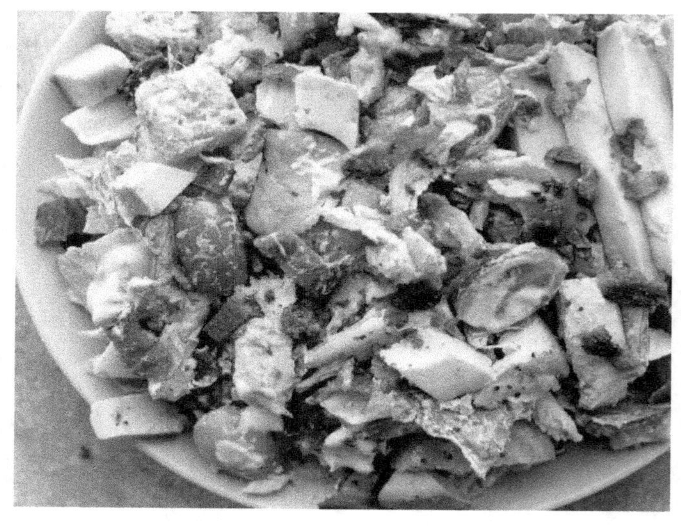

9. Salade de thon et avocat farci

Brève description:Offrez-vous une délicieuse combinaison de salade de thon et d'avocat crémeux. Cette option de déjeuner carnivore est non seulement délicieuse, mais également riche en graisses saines et en protéines pour un repas satisfaisant.

Portion:1

Temps de préparation:15 minutes

Temps de cuisson:0 minute

Ingrédients:

- 1 boîte de thon égoutté
- Mayonnaise (sans sucre)
- Céleri, finement haché
- Sel et poivre au goût
- Avocat, coupé en deux et dénoyauté

Instructions:

1. Dans un bol, mélangez le thon égoutté avec la mayonnaise et le céleri haché.
2. Assaisonnez avec du sel et du poivre.
3. Verser la salade de thon dans les avocats coupés en deux.
4. Servez et savourez ce déjeuner carnivore rapide et savoureux.

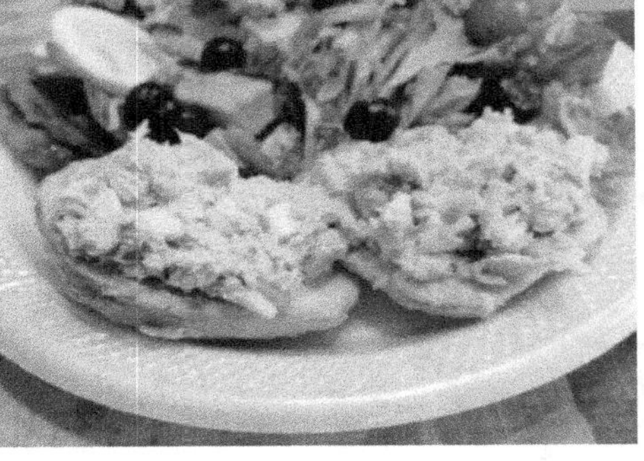

10. Pack de Feuilles de Saumon et Asperges

Brève description:Savourez les saveurs du saumon et des asperges avec ce paquet en aluminium facile à préparer. Cette option de déjeuner carnivore offre un repas nutritif et sans tracas avec un minimum de nettoyage.

Portion:1

Temps de préparation:15 minutes

Temps de cuisson:20 minutes

Ingrédients:

- 200 g de filet de saumon
- Tiges d'asperge
- Tranches de citrons
- Huile d'olive pour arroser
- Aneth pour l'assaisonnement
- Sel et poivre au goût

Instructions:

1. Préchauffer le four à 400°F (200°C).

2. Placer le filet de saumon sur une feuille de papier d'aluminium.

3. Disposez les asperges autour du saumon.

4. Arrosez d'huile d'olive et assaisonnez avec de l'aneth, du sel et du poivre.

5. Disposez dessus des tranches de citron.

6. Sceller le papier d'aluminium dans un sachet et cuire au four jusqu'à ce que le saumon soit cuit.

7. Déballez et savourez ce paquet en aluminium Carnivore simple et savoureux.

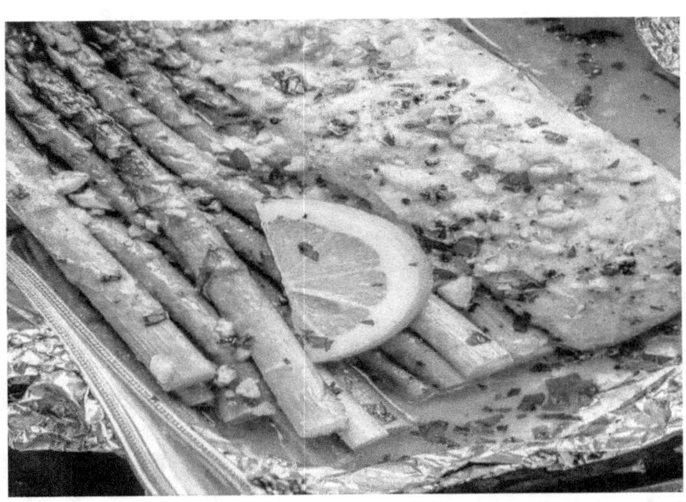

Dîners satisfaisants

1. Steak de faux-filet au beurre à l'ail

Brève description: Offrez-vous la succulence d'un faux-filet parfaitement grillé, baigné de beurre à l'ail aromatique. Cette option de dîner carnivore est une célébration de saveurs riches et de tendresse juteuse.

Portion:1

Temps de préparation:10 minutes

Temps de cuisson:15 minutes

Ingrédients:

- 1 faux-filet
- Gousses d'ail, hachées
- Beurre
- Sel et poivre au goût

Instructions:

1. Assaisonner le faux-filet avec du sel et du poivre.
2. Grillez jusqu'à la cuisson désirée.

3. Dans une poêle, faire fondre le beurre et faire revenir l'ail émincé jusqu'à ce qu'il soit parfumé.

4. Versez le beurre à l'ail sur le steak grillé.

5. Laissez les saveurs se fondre et savourez la perfection des carnivores.

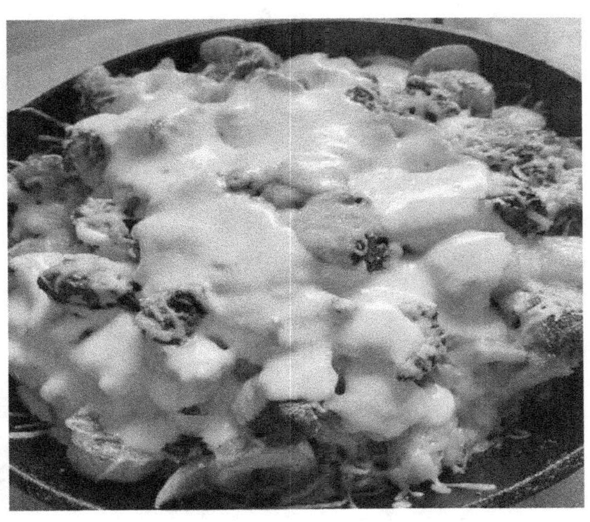

2. Cuisses de poulet enrobées de bacon

Brève description:Améliorez votre expérience culinaire avec des cuisses de poulet enrobées de bacon. Ce plat carnivore allie le côté fumé du bacon à la tendreté du poulet pour un repas délicieux et satisfaisant.

Portion:2

Temps de préparation:15 minutes

Temps de cuisson:25 minutes

Ingrédients:

- Cuisses de poulet, désossées et sans peau
- Tranches de bacon
- Paprika pour l'assaisonnement
- Sel et poivre au goût

Instructions:

1. Assaisonner les cuisses de poulet avec du paprika, du sel et du poivre.
2. Enveloppez chaque cuisse de tranches de bacon.
3. Griller ou cuire au four jusqu'à ce que le poulet soit bien cuit et que le bacon soit croustillant.
4. Servir chaud et savourer les bienfaits carnivores.

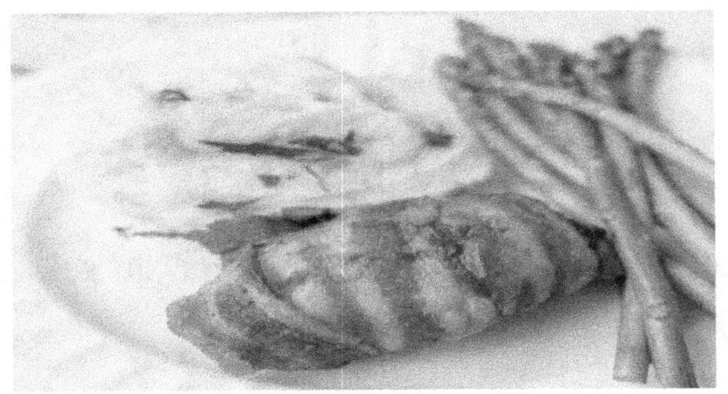

3. Côtelettes d'agneau au romarin

Brève description: Offrez-vous le goût exquis des côtelettes d'agneau assaisonnées de romarin aromatique. Cette option de dîner carnivore offre une expérience gastronomique à la fois satisfaisante et pleine de saveurs.

Portion:1

Temps de préparation:10 minutes

Temps de cuisson:20 minutes

Ingrédients:

- côtelettes d'agneau
- Romarin frais
- Huile d'olive pour arroser

- Sel et poivre au goût

1. Frotter les côtelettes d'agneau avec du sel, du poivre et du romarin frais.
2. Arroser d'huile d'olive.
3. Griller ou saisir à la poêle selon votre goût.
4. Laissez reposer les côtelettes d'agneau avant de servir.
5. Savourez cet élégant plat carnivore avec une explosion de bienfaits à base de plantes.

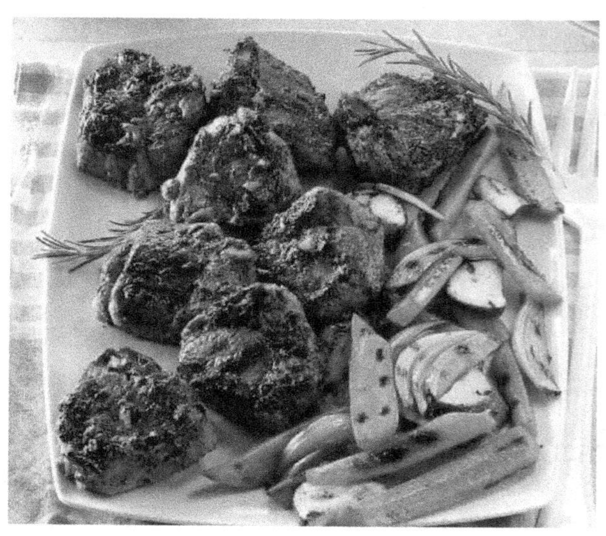

4. Brochettes de saucisses et de poivrons

Brève description:Découvrez une explosion de saveurs avec les brochettes de saucisses et de poivrons. Cette option de dîner carnivore combine des saucisses savoureuses avec des poivrons vibrants pour un repas délicieux et visuellement attrayant.

Portion:2 brochettes

Temps de préparation:15 minutes

Temps de cuisson:20 minutes

Ingrédients:

- Saucisses respectueuses des carnivores
- Poivrons, couleurs assorties
- Huile d'olive pour badigeonner
- Assaisonnement italien pour assaisonnement
- Sel et poivre au goût

Instructions:

1. Préchauffez le gril.

2. Enfiler les saucisses et les poivrons sur les brochettes.

3. Badigeonner d'huile d'olive et assaisonner avec l'assaisonnement italien, le sel et le poivre.

4. Griller jusqu'à ce que les saucisses soient cuites et que les poivrons soient tendres.

5. Servez ces brochettes vibrantes et savourez-les avec le plaisir des carnivores.

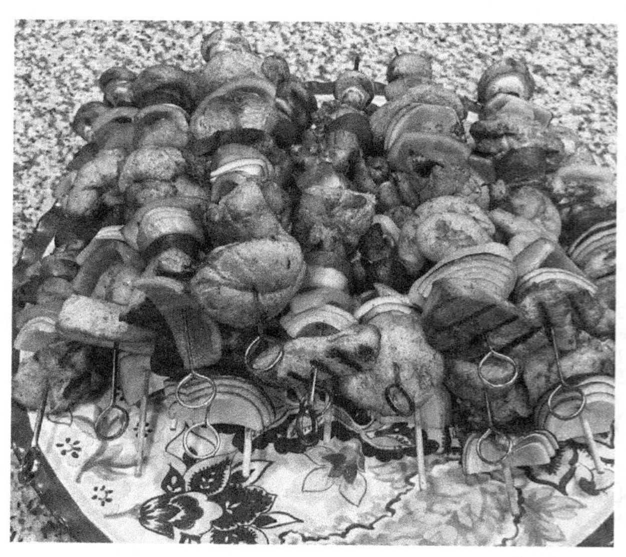

5. Roulés de dinde et de bacon

Brève description:Délectez-vous de la combinaison de dinde et de bacon dans ces roulés salés. Cette option de dîner carnivore est une version ludique des saveurs traditionnelles, offrant un repas satisfaisant et riche en protéines.

Portion:2

Temps de préparation:15 minutes

Temps de cuisson:25 minutes

Ingrédients:

- Tranches de poitrine de dinde
- Tranches de bacon
- Fromage Frais
- Ciboulette, hachée
- Sel et poivre au goût

Instructions:

1. Disposez les tranches de poitrine de dinde.
2. Étalez du fromage à la crème sur chaque tranche.
3. Saupoudrer le dessus de ciboulette ciselée.
4. Rouler chaque tranche avec un morceau de bacon.

5. Fixez avec des cure-dents et faites cuire au four jusqu'à ce que le bacon soit croustillant.

6. Savourez ces savoureux roulés à la dinde et au bacon.

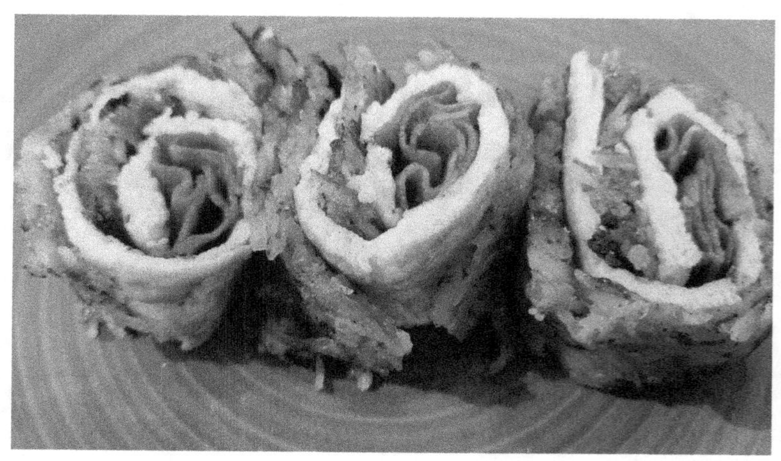

6. Saumon au four avec sauce citron-aneth

Brève description:Savourez les saveurs du saumon cuit au four avec une sauce piquante au citron et à l'aneth. Cette option de dîner carnivore est un choix délicieux et sain qui allie richesse en oméga-3 et goût succulent.

Portion:1

Temps de préparation:15 minutes

Temps de cuisson:20 minutes

Ingrédients:

- Filet de saumon

- Tranches de citrons

- Aneth frais

- Huile d'olive pour arroser

- Sel et poivre au goût

Instructions:

1. Préchauffer le four à 400°F (200°C).

2. Placer le filet de saumon sur une plaque à pâtisserie.

3. Assaisonner avec du sel, du poivre et de l'aneth frais.

4. Arroser d'huile d'olive et déposer dessus des tranches de citron.

5. Cuire au four jusqu'à ce que le saumon soit cuit à la perfection.

6. Servir chaud avec la sauce piquante au citron et à l'aneth.

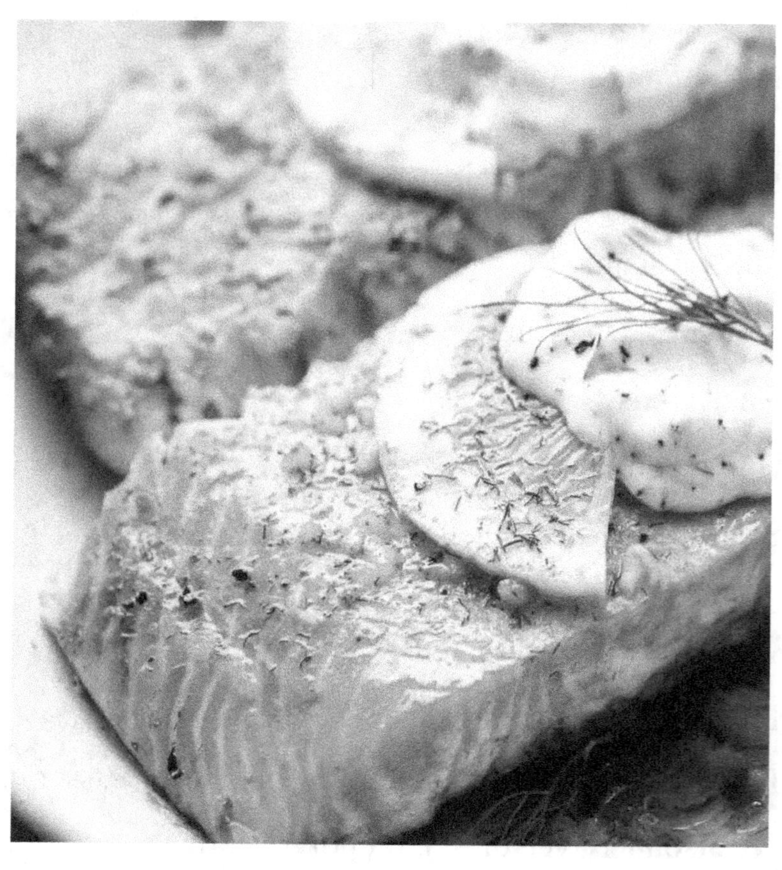

7. Sauté de bœuf et champignons

Brève description:Rehaussez votre dîner avec un savoureux sauté de bœuf et de champignons. Ce plat carnivore offre une délicieuse combinaison de bœuf tendre, de champignons terreux et d'assaisonnements savoureux.

Portion:2

Temps de préparation:20 minutes

Temps de cuisson:15 minutes

Ingrédients:

- Bœuf émincé
- Champignons, tranchés
- Huile d'olive pour cuisiner
- ail émincé
- Sauce soja (sans sucre)
- Sel et poivre au goût

Instructions:

1. Faites chauffer l'huile d'olive dans une poêle.
2. Ajouter l'ail émincé et cuire jusqu'à ce qu'il soit parfumé.
3. Ajouter les tranches de bœuf et les champignons.
4. Faire sauter jusqu'à ce que le bœuf soit doré et que les champignons soient tendres.
5. Assaisonner avec de la sauce soja, du sel et du poivre.

6. Servez ce savoureux sauté de carnivore.

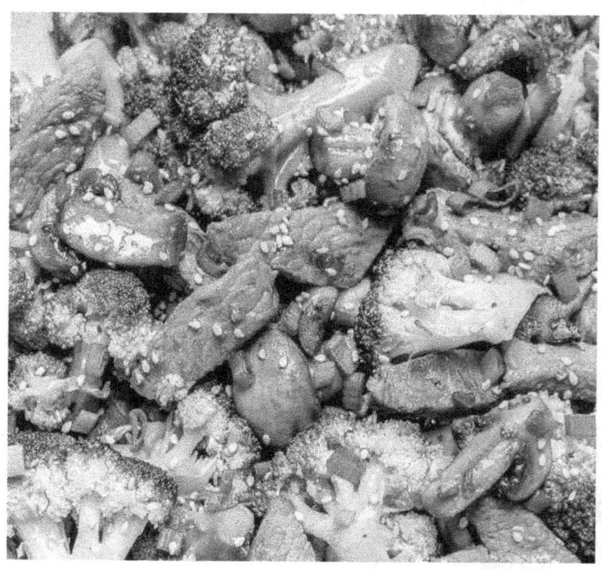

8. Côtelettes de porc avec salade de chou

Brève description: Savourez l'accord de côtelettes de porc juteuses avec une salade de chou croustillante. Cette option de dîner carnivore offre un contraste satisfaisant de saveurs et de textures, ce qui en fait un choix délicieux.

Portion:1

Temps de préparation:15 minutes

Temps de cuisson:20 minutes

Ingrédients:

- Côtes de porc
- Chou vert, râpé
- Mayonnaise (sans sucre)
- Moutarde de Dijon
- vinaigre de cidre de pomme
- Sel et poivre au goût

Instructions:

1. Assaisonner les côtelettes de porc avec du sel et du poivre.
2. Griller ou saisir à la poêle jusqu'à ce qu'il soit cuit.
3. Dans un bol, mélanger le chou râpé, la mayonnaise, la moutarde de Dijon et le vinaigre de cidre.
4. Servir les côtelettes de porc grillées sur un lit de salade de chou.
5. Savourez ce dîner carnivore avec un croquant satisfaisant.

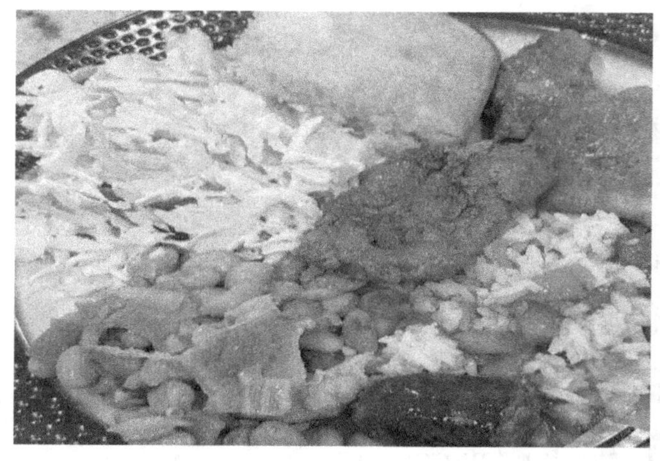

9. Nouilles aux crevettes et courgettes

Brève description:Savourez un dîner léger et savoureux avec des nouilles aux crevettes et aux courgettes. Ce plat carnivore offre une alternative faible en glucides tout en conservant une explosion de goût satisfaisant.

Portion:1

Temps de préparation:15 minutes

Temps de cuisson:10 minutes

Ingrédients:

- Crevettes décortiquées et déveinées
- Courgettes, spiralées
- Huile d'olive pour cuisiner
- ail émincé
- Zeste de citron
- Sel et poivre au goût

Instructions:

1. Faites chauffer l'huile d'olive dans une poêle.
2. Ajouter l'ail émincé et cuire jusqu'à ce qu'il soit parfumé.
3. Ajouter les crevettes et cuire jusqu'à ce qu'elles soient opaques.
4. Incorporer les nouilles de courgettes en spirale.
5. Assaisonner avec le zeste de citron, le sel et le poivre.
6. Savourez ce plat carnivore léger et satisfaisant.

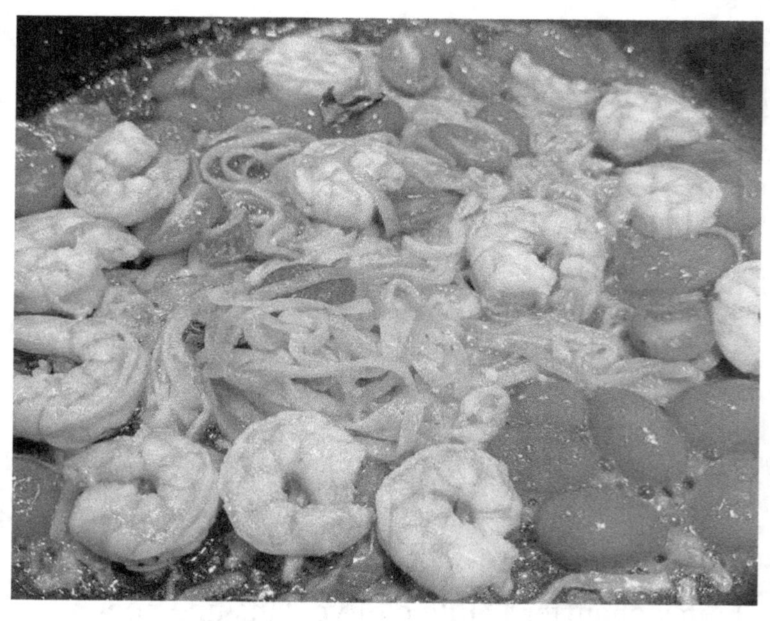

10. Casserole d'aubergines et de bœuf haché

Brève description:Découvrez le réconfort dans une cocotte d'aubergines et de bœuf haché. Cette option de dîner carnivore est un choix copieux et savoureux qui procure chaleur et satisfaction.

Portion:2

Temps de préparation:25 minutes

Temps de cuisson:30 minutes

Ingrédients:

- Le bœuf haché
- Aubergine, tranchée
- Sauce tomate (sans sucre)
- Fromage mozzarella, râpé
- assaisonnement italien
- Sel et poivre au goût

Instructions:

1. Faire dorer le bœuf haché dans une poêle.
2. Disposez les aubergines tranchées dans un plat allant au four.
3. Garnissez-le de bœuf haché, de sauce tomate et de fromage mozzarella.
4. Saupoudrer d'assaisonnement italien, de sel et de poivre.
5. Cuire au four jusqu'à ce que bouillonnant et doré.
6. Profitez de cette cocotte carnivore pour un dîner satisfaisant et réconfortant.

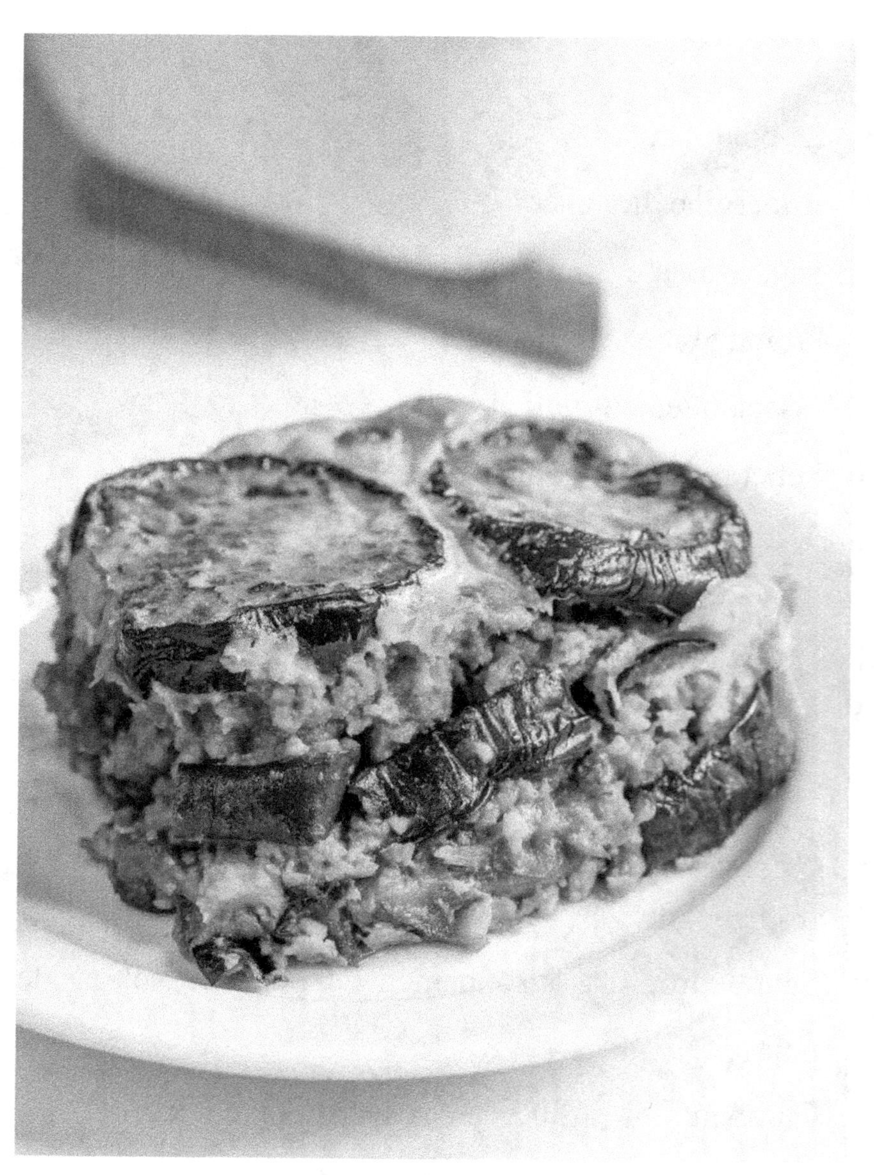

Délicieux desserts carnivores

Se lancer dans le régime carnivore présente un défi unique, car le régime se concentre exclusivement sur la viande et l'eau. Naviguer dans ce style de vie devient encore plus difficile lorsqu'il s'agit de trouver de délicieux desserts qui respectent ces directives strictes.

Heureusement, voici six de mes idées de desserts préférées pour les carnivores.

1. Gâteau Carnivore

Temps de préparation: **15 minutes**

Temps de cuisson: **2 heures**

Temps total: **2 heures 15 minutes**

Portions : **4**

Ingrédients:

- 1 livre de foie de bœuf
- ½ livre de langue de bœuf
- ½ livre de graisse de dos de porc

- 2 cuillères à café de sel de Redmond

1. Coupez toute la viande en cubes et passez-la au robot culinaire jusqu'à consistance lisse.
2. Versez la purée dans un moule à gâteau de taille moyenne, bien enveloppé dans du papier d'aluminium pour empêcher l'eau de pénétrer.
3. Cuire au four à 300°F pendant 2 heures jusqu'à tendreté.
4. Refroidir et servir.

Apports nutritionnels:

- Calories : 400kcal
- Matière grasse : 30g
- Protéine : 24g
- Glucides : 2 g
- Fibres : 0g

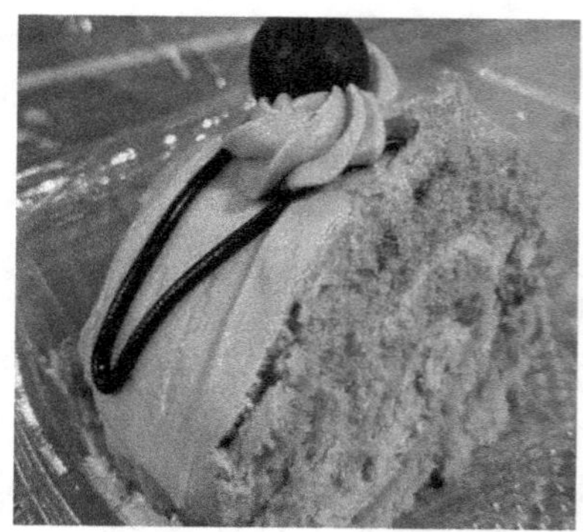

2. Cheesecake Carnivore

Temps de préparation: **20 minutes**

Temps de cuisson: **50 minutes**

Temps total: **1 h 10 min**

Portions: **4**

Ingrédients:

Croûte:

- 140g de farine d'amande
- 55g de beurre
- 1 cuillère à café d'essence de vanille

Remplissage:

- 650 g de fromage frais
- 110 ml de crème fouettée épaisse
- ¼ tasse de crème sure
- 2 gros œufs
- 1 cuillère à café d'extrait de vanille

1. Préchauffer le four à 350°F et graisser un plat allant au four.

2. Mélanger les ingrédients de la croûte et étaler dans la poêle. Cuire au four jusqu'à ce qu'il soit légèrement doré.

3. Fouetter les ingrédients de la garniture, verser sur la croûte et cuire au four à 400°F pendant 30 minutes, puis réduire à 230°F pendant 20 minutes.

4. Refroidir avant de servir.

Apports nutritionnels:

- Calories : 340g

- Protéine : 9g

- Matière grasse : 38g

- Glucides : 3 g

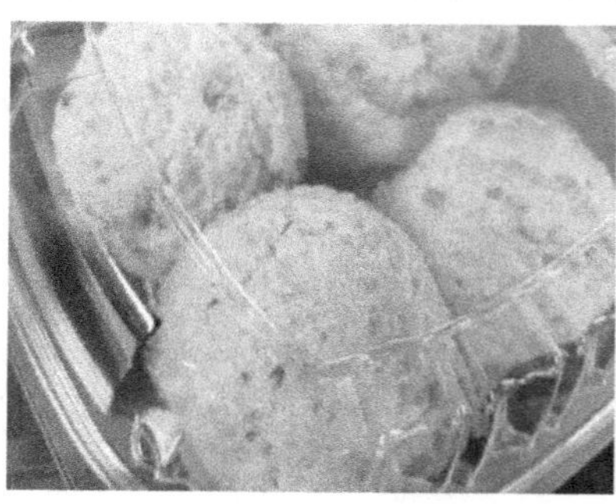

3. Glace carnivore

Temps de préparation: 20 minutes

Temps de cuisson: 5 minutes

Temps de repos: 1 heure

Temps total: 1 h 25 min

Portions : 3

Ingrédients:

- 2 oeufs
- 300 ml de crème fouettée épaisse
- 2 cuillères à soupe d'extrait de vanille bio
- 2 cuillères à soupe de Xylitol

Instructions:

1. Séparez les jaunes et les blancs. Chauffer la crème, la vanille et le xylitol jusqu'à épaississement, ajouter les jaunes et congeler pendant 1 heure.

2. Mélanger les blancs d'œufs jusqu'à ce qu'ils soient glacés, incorporer au mélange de jaunes et congeler.

3. Décongeler un peu avant de servir.

- Matière grasse : 45g

- Protéine : 35g

- Glucides : 200

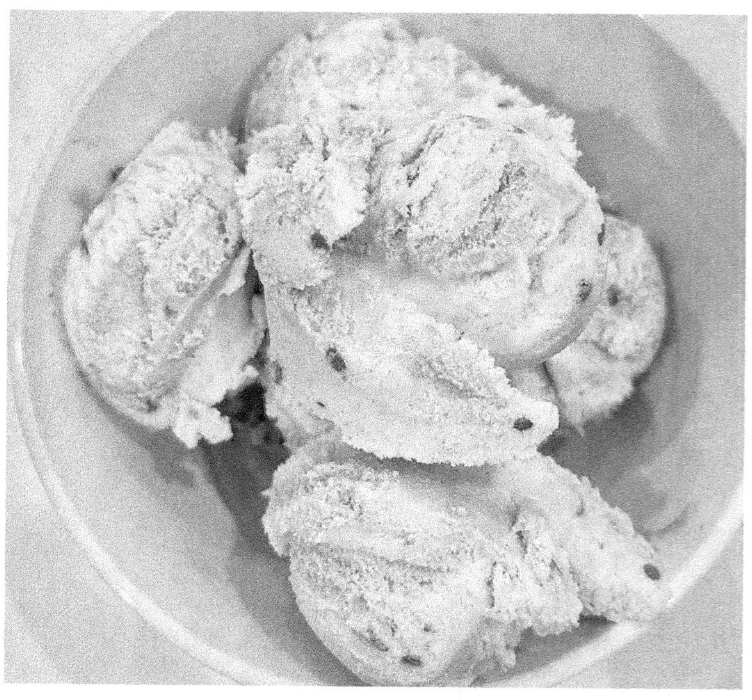

4. **Pouding aux œufs carnivore**

Temps de préparation: 5 minutes

Temps de cuisson: 5 minutes

Temps de repos: 60 minutes

Temps total: 70 minutes

Portions : 4

Ingrédients:

- 4 œufs à la coque
- 1 ½ cuillère à soupe de beurre de pâturage
- 120g de lait cru
- ½ cuillère à café d'extrait de cannelle
- 1 cuillère à café d'extrait de vanille
- Une pincée de sel

Instructions:

1. Mélanger tous les ingrédients jusqu'à consistance lisse, réfrigérer pendant 60 minutes et trancher.

- Calories : 170 kcal
- Matière grasse : 23g
- Protéine : 16g
- Glucides : 3 g
- Glucides nets : 2 g

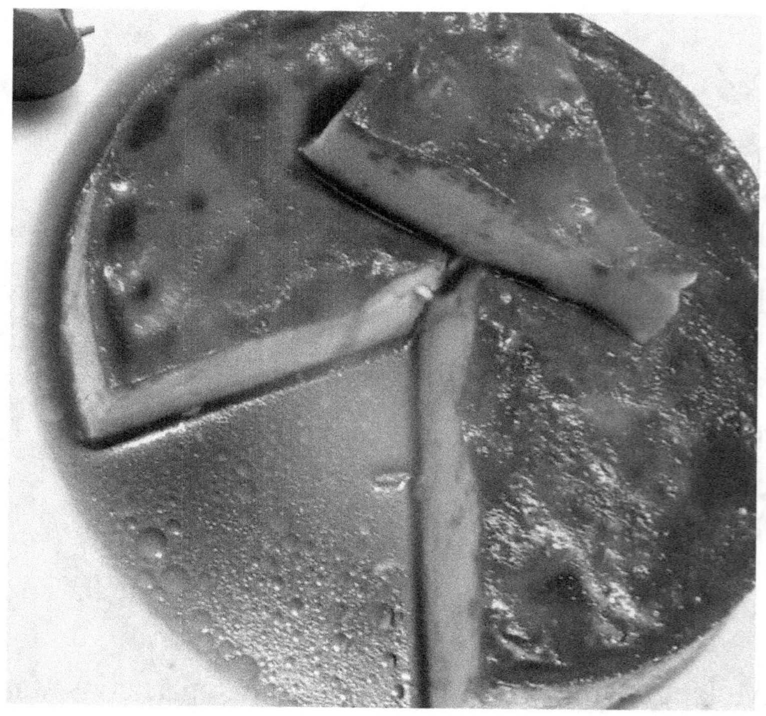

5. Beignets carnivores

Temps de préparation: 10 minutes

Temps de cuisson: 30 min

Temps total: 40 minutes

Portions : 4

Ingrédients:

- 3 gros œufs
- 3 ¼ tasse de fromage à la crème
- ¼ tasse de crème crue
- 1 cuillère à café de levure chimique
- 1 verre de lait cru
- 3 cuillères à café de miel brut
- ¼ tasse de beurre
- Zeste de citron
- 3 cuillères à café de chocolat noir en poudre

- Mélanger les œufs, le fromage à la crème, le zeste et la levure chimique. Cuire au four et tremper dans le mélange de chocolat.

- Calories : 130g
- Matière grasse totale : 19g
- Glucides : 1g
- Glucides nets : 1 g
- Fibres : 0g
- Protéine : 9g

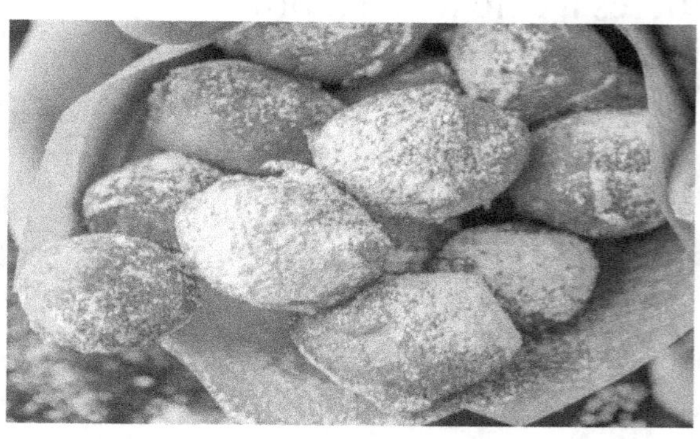

6. Carnivore Egg Soufflé

Temps de préparation: 10 minutes

Temps de cuisson: 20 minutes

Temps total: 30 min

Portions : 4

Ingrédients:

- 3 oeufs
- 25g de sirop d'érable
- 1 cuillère à café d'essence de vanille
- 90g de fromage blanc

Instructions:

- Fouetter les blancs d'œufs, battre les jaunes avec le sirop et la vanille, incorporer aux blancs, cuire au four et servir.

Apports nutritionnels:

- Calories : 270g

- Matière grasse totale : 20g

- Gras saturés : 11g

- Potassium : 170 mg

- Glucides totaux : 7,4 g

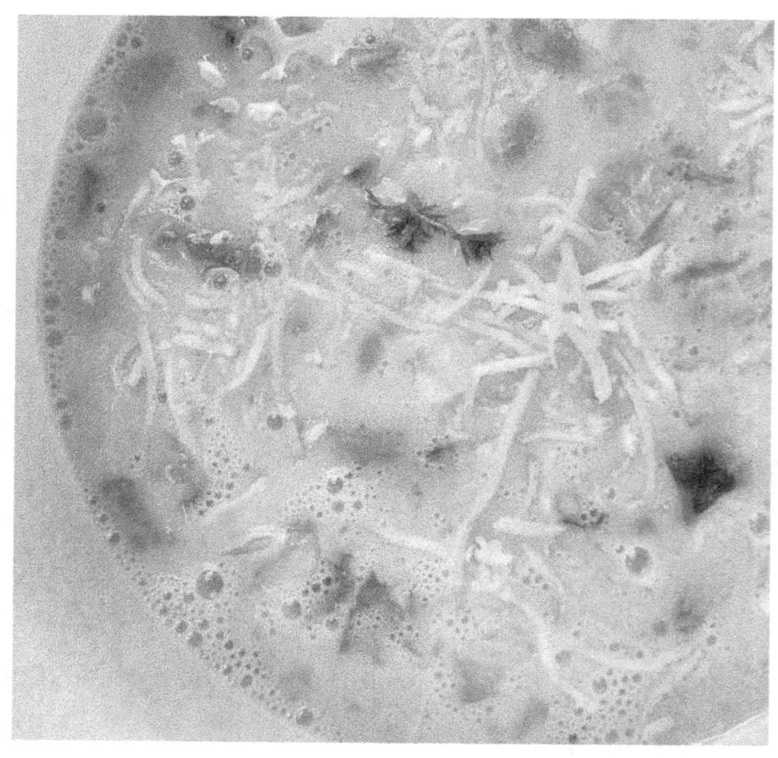

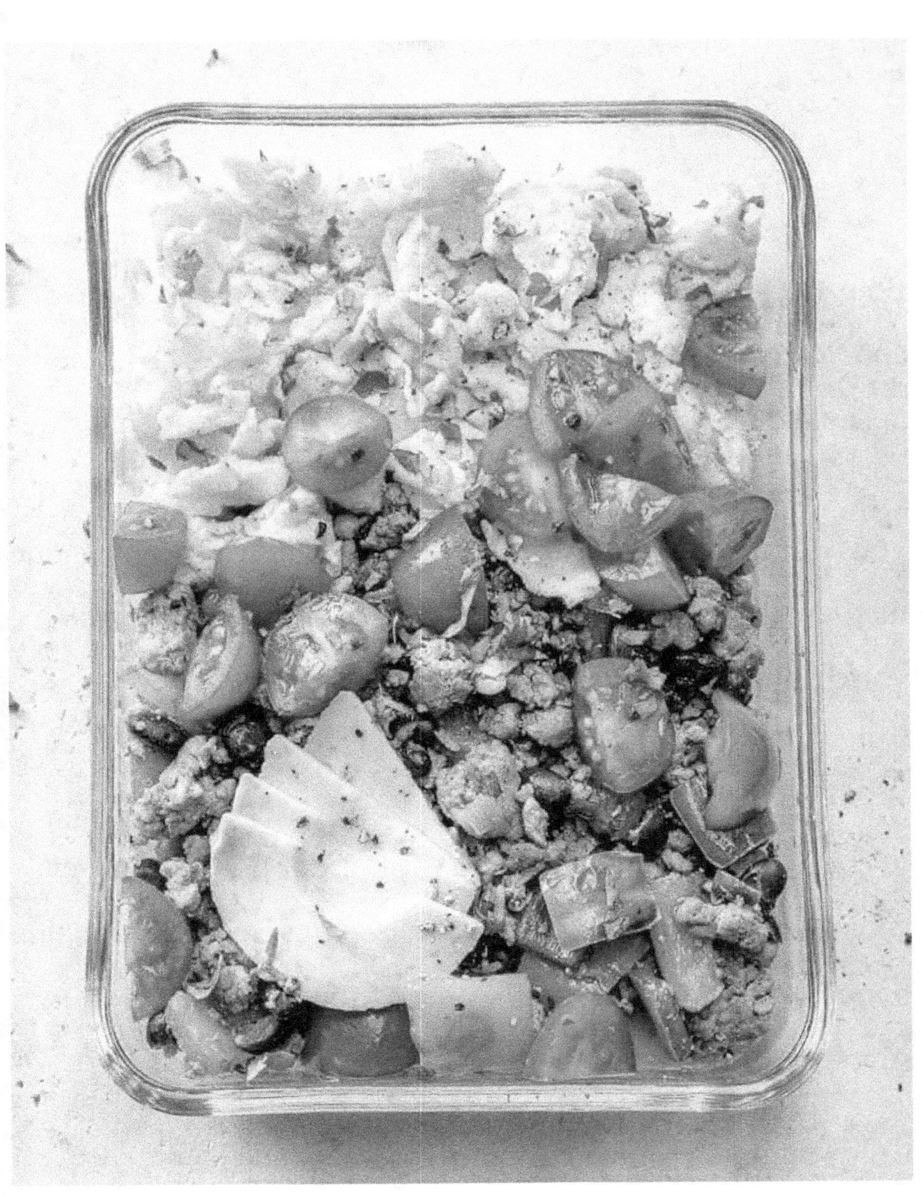

CHAPITRE VI

Optimisation énergétique

Pour ouvrir la porte à une énergie soutenue au cours de vos années d'or, vous devez adopter une approche holistique de la santé et du bien-être. Découvrez des stratégies réalisables et réalistes créées spécialement pour les femmes âgées qui vous aideront à vous sentir plus énergique, à avoir une meilleure santé générale et à intégrer sans effort l'exercice à votre routine quotidienne.

1. Reposez-vous suffisamment

Un horaire de sommeil sain est essentiel pour optimiser la consommation d'énergie. Assurez-vous de passer une bonne nuit de sommeil en prêtant attention à ces suggestions utiles :

Créez un horaire cohérent pour vos heures de sommeil.

Créez une routine qui vous aidera à vous détendre avant de vous coucher.

Il doit toujours faire froid, sombre et calme là où vous dormez.

2. Arrêter de fumer

Fumer sape votre vigueur et nuit à votre santé. Découvrez des méthodes individualisées pour vous débarrasser de cette habitude et promouvoir un mode de vie sans fumée en utilisant ces suggestions :

Vous devez vous motiver pour demander de l'aide à vos amis, à votre famille ou à un groupe de soutien.

Faites une petite promenade comme habitude saine au lieu de fumer.

Vous devriez envisager de suivre un traitement de remplacement de la nicotine sous la surveillance d'un médecin.

3. Exercice fréquent

Découvrez des programmes de remise en forme conçus pour répondre aux besoins uniques des femmes âgées. Augmentez votre niveau d'énergie en suivant ces suggestions simples :

Choisissez des activités agréables, comme la danse ou la natation.

Les entraînements doivent commencer simplement et augmenter progressivement en intensité.

Incluez des exercices de force pour améliorer l'énergie globale.

4. Réduire le stress

Le stress épuise beaucoup d'énergie. Utilisez ces stratégies de réduction du stress pour établir un espace paisible dans votre vie quotidienne :

Passez quelques minutes chaque jour à méditer en conscience.

Participez à des choses qui vous rendent heureux et vous détendent.

Apprenez à dire non aux obligations non désirées.

5. Faire plus de mouvement

Intégrez continuellement une activité à votre journée. Utilisez ces suggestions utiles pour être physiquement actif :

Après avoir mangé, partez faire une petite promenade.

Maintenez la flexibilité en vous étirant fréquemment.

Utilisez vos responsabilités domestiques comme une opportunité de voyager.

6. Maintenir une alimentation riche en nutriments

Donnez à votre corps la nourriture dont il a besoin. Adoptez une alimentation riche en nutriments et bien équilibrée en suivant ces suggestions utiles :

Assurez-vous que vos repas contiennent une gamme de fruits et légumes vibrants.

Donnez la priorité aux protéines maigres dérivées de plantes, de volaille et de poisson.

Restez hydraté en ajoutant des aliments riches en eau comme des soupes et des fruits.

7. Restreindre la consommation d'alcool

Grâce à ces conseils utiles, trouvez l'équilibre parfait entre prendre un verre avec les autres et maintenir votre meilleur niveau d'énergie.

Établissez un plafond hebdomadaire de consommation d'alcool.

Choisissez des alternatives avec moins d'alcool ou des boissons diluées.

Faites attention à la façon dont la consommation d'alcool pourrait affecter votre horaire de sommeil.

8. Réduire les sucres ajoutés

Découvrez l'impact des sucres ajoutés sur votre énergie. Utilisez ces suggestions utiles pour réduire votre consommation de sucre :

Trouvez les sucres cachés en lisant les étiquettes des aliments.

Sélectionnez avec parcimonie les édulcorants naturels, comme le miel ou le sirop d'érable.

Réduisez progressivement la quantité de sucre dans vos recettes pour permettre à vos papilles gustatives de s'adapter.

9. Restez hydraté

L'optimisation énergétique nécessite une hydratation adéquate. Assurez-vous de suivre ces conseils utiles pour rester correctement hydraté :

Gardez une bouteille d'eau réutilisable avec vous pour favoriser une consommation fréquente.

Pour plus de goût, infusez de l'eau avec des fruits ou des herbes.

Mangez des aliments hydratants comme le concombre et la pastèque.

10.Établir des liens humains

Les liens sociaux sont une puissante source d'énergie. Utilisez ces suggestions utiles pour créer des liens significatifs :

Rejoignez des organisations ou des clubs qui partagent vos intérêts.

Prévoyez de parler fréquemment avec vos amis et votre famille au téléphone ou par vidéoconférence.

Participez au bénévolat dans la communauté pour renforcer votre sens de l'orientation.

Stratégies d'intégration du fitness

1. Commencez par des exercices doux

Commencez votre parcours de remise en forme avec des exercices comme la marche, la natation ou le yoga doux, adaptés à votre niveau de forme physique actuel.

2. Élaborer un plan personnalisé

Créez un programme d'exercices intégrant des exercices de cardio, de force et de flexibilité et adapté à vos intérêts.

3. Utiliser la technologie

Pour faciliter l'entraînement à la maison, recherchez des applications de fitness ou des cours en ligne.

4. Fixez-vous des objectifs réalisables

À mesure que votre force et votre endurance s'améliorent, fixez-vous des objectifs d'entraînement réalistes que vous pourrez progressivement augmenter en durée et en intensité.

5. Rendez-le social

Pour faire de l'exercice une activité sociale agréable, rejoignez un cours de fitness en groupe ou entraînez-vous avec un ami.

6. Faites de l'entraînement en force une priorité

Pour augmenter la densité osseuse, la vitalité globale et la force musculaire, intégrez un entraînement en résistance à votre programme.

7. Variez votre routine d'exercice

Évitez l'ennui et maintenez votre vigueur en expérimentant divers exercices.

8. Écoutez votre corps

Faites attention aux signaux provenant de votre corps et ajustez votre programme d'entraînement en fonction de toute limitation ou préférence.

9. Rester stable

La stabilité est essentielle. Pour atteindre vos objectifs de mise en forme, visez une activité physique régulière et modérée que vous pourrez améliorer au fil du temps.

10. Célébrez votre réussite

Mettez en évidence les effets positifs de l'atteinte des objectifs de remise en forme sur votre niveau d'énergie et votre bien-être général.

Toujours se rappeler

« L'âge n'est pas une barrière. C'est une limitation que vous vous imposez."

"On n'est jamais trop vieux pour se fixer un autre objectif ou rêver d'un nouveau rêve." - CS Lewis

"La vie est un voyage qui ne se mesure pas en kilomètres, mais en instants."

"Vous avez en vous en ce moment tout ce dont vous avez besoin pour faire face à tout ce que le monde peut vous lancer."

"L'âge est une question d'esprit plutôt que de matière. Si cela ne vous dérange pas, cela n'a pas d'importance."

CONCLUSION

Et voilà, merveilleux lecteurs ! Ensemble, nous nous sommes lancés dans un voyage carnivore où nous découvrirons les mystères du régime carnivore, spécialement conçu pour les femmes de plus de 50 ans. J'espère qu'après avoir lu ce livre, vous serez maniant la fourchette, sage et prêt à affrontez le monde un steak tendre à la fois !

Nous avons exploré le monde fascinant des friandises à base de viande et découvert les tenants et les aboutissants de la vie de carnivore. Nous avons créé des repas alléchants qui vous feront savourer chaque bouchée de viande, du petit-déjeuner au dîner.

Mais il y a encore plus ! Nous avons abordé les subtilités de la satisfaction des besoins individuels, les avantages spécifiques au vieillissement et les problèmes de santé courants. Vous êtes désormais sur la bonne voie pour atteindre un bien-être optimal.

Ajoutons maintenant un peu d'humour à cela car, soyons honnêtes, c'est le meilleur accompagnement de tout repas dans la vie : le rire. Imaginez ceci : grâce à vos connaissances nouvellement acquises sur les carnivores, vous naviguez facilement à travers ces pages, prêt à épater vos amis et votre famille avec vos prouesses en matière de carnivore. Vous êtes devenu le super-héros carnivore de votre propre conte ! Un tablier est fortement recommandé, mais pas obligatoire !

Réalisez que ce voyage est à vous, alors que vous entrez dans le monde en toute confiance. Chaque bouchée est un pas vers une personnalité plus colorée, quel que soit votre niveau d'expérience en tant que carnivore ou votre niveau d'exploration.

Je tiens donc à vous exprimer ma sincère gratitude, lecteur, pour avoir choisi cette expérience carnivore. J'espère que votre voyage en tant que carnivore sera aussi étonnant qu'un steak parfaitement cuit et que vos journées seront remplies du joyeux grésillement d'un repas carnivore réussi !

Je vous souhaite une joie sans fin et un plaisir vorace.

LISA CARDENAS

9 798880 249220